Farzan Modaresi

Nova estratégia no tratamento de infecções orais através de nanopartículas

Farzan Modaresi

Nova estratégia no tratamento de infecções orais através de nanopartículas

ScienciaScripts

Imprint

Cover image: www.ingimage.com

This book is a translation from the original published under ISBN 978-620-2-30389-7.

Publisher:
Sciencia Scripts
is a trademark of
Dodo Books Indian Ocean Ltd. and OmniScriptum S.R.L publishing group

120 High Road, East Finchley, London, N2 9ED, United Kingdom
Str. Armeneasca 28/1, office 1, Chisinau MD-2012, Republic of Moldova, Europe
Managing Directors: Ieva Konstantinova, Victoria Ursu
info@omniscriptum.com

Printed at: see last page
ISBN: 978-620-8-58882-3

Conteúdo

Resumo

Introdução:
A cárie dentária é a doença crónica mais prevalente em todo o mundo. É uma doença infecciosa caracterizada por uma etiologia multifatorial e de evolução lenta que leva à destruição dos tecidos duros dentários. A implementação de medidas preventivas, a necessidade de investir na educação para as corretas medidas de manutenção da saúde oral, associadas a cuidados médicos e dentários preventivos e continuados, são fundamentais para a consciencialização das populações da sua existência e para o declínio da sua prevalência. Ao longo deste livro pretendemos comparar os efeitos antimicrobianos da clorexidina, penicilina, eritromicina, clindamicina, tetraciclina e vancomicina com nanopartículas de prata, dióxido de titânio e ferro e também considerar os efeitos sinérgicos antibacterianos e antibiofilme das nanopartículas em estirpes clínicas e padrão de *Streptococcus mutans* e *Streptococcus sanguinis*.

Materiais e métodos:
Os espécimes recolhidos de 66 crianças de 3-5 anos de idade com *S. mutans* e *S. sanguinis* detectados por PCR foram depois expostos à atividade antimicrobiana da clorexidina, penicilina, eritromicina, clindamicina, tetraciclina e vancomicina com nanopartículas de prata, dióxido de titânio e ferro medidas por microdiluição e testes de difusão em disco e a colónia foi contada após 1 a 5 minutos. A atividade antibiofilme foi examinada por teste de microtitulação. Para realizar este livro, as estratégias de pesquisa incluíram bases de dados electrónicas, tais como PubMed, Cochrane Library e Science Diret, listas de referências de artigos e livros de texto selecionados. Os artigos e livros didácticos utilizados neste estudo foram alcançados principalmente através da utilização das seguintes palavras-chave: "saúde oral", "cárie dentária", "factores etiológicos", "factores de risco", "e prevenção dentária primária". Os critérios de seleção incluíram artigos publicados de 1990 até ao presente ano de 2016 que descreviam a definição, etiologia e outras caraterísticas associadas à doença cárie dentária.

Resultados:
A cárie dentária é uma doença que se desenvolve através de interações biológicas

complexas e graduais de bactérias acidogénicas, hidratos de carbono fermentáveis e factores do hospedeiro, como os dentes e a saliva, ao longo do tempo. A doença desenvolve-se devido a aspectos multifactoriais, desde aspectos biológicos a sociais que o profissional de saúde oral deve conhecer. A utilização de nanopartículas isoladamente mostrou uma concentração inibitória mínima (CIM) mais elevada do que a sua utilização em sinergia. A solução sinérgica mais efetiva foi a que continha TiO_2, Ag e Fe_3O_4 apresentando 0,019 µg/ml em *5. mutans* e *S. sanguinis*. Além disso, esta solução apresentou a menor concentração inibitória de biofilme (BIC) e unidades formadoras de colónias do que os outros antibióticos e a clorexidina.

Discussão
A implementação de medidas preventivas, a necessidade de investir na educação para as corretas medidas de manutenção da saúde oral, associadas a cuidados médicos e dentários preventivos e continuados, são fundamentais para a consciencialização das populações da sua existência e contribuem para a diminuição da prevalência das doenças orais. A cárie dentária deve ser encarada como uma condição bastante comum que pode afetar grandemente a saúde e a qualidade de vida dos pacientes, pelo que é de extrema importância aumentar o conhecimento sobre os seus mecanismos, focando a prevenção e a correta abordagem terapêutica. No entanto, é necessário ter consciência do trabalho árduo que se avizinha no futuro relacionado com a educação e promoção da saúde oral.

Significado clínico:
A solução contendo TiO_2, Ag e Fe_3O_4 apresentou a menor concentração inibitória e antibiofilme contra *5. mutans* e *5. sanguinis* em comparação com as de outras soluções contendo nanopartículas, antibióticos e clorexidina, pelo que pode ser utilizada para o tratamento de cáries dentárias, placa dentária e infecções orais.

Palavras-chave:
Saúde oral, Cárie dentária, Factores etiológicos, Factores de risco, Prevenção, Tratamento,

Nanopartículas

Capítulo 1

Introdução

A cárie dentária é uma doença infecciosa que danifica as estruturas dos dentes. A percentagem de pessoas com >1 dente cariado, ausente ou obturado na dentição permanente aumenta com a idade, de 26% entre as pessoas com 4-12 anos para 67% entre as pessoas com 13-18 anos e 94% para adultos dentados (com >1 dente natural) com cerca de >18 anos. [A cárie dentária é a deterioração dos dentes, cavidades ou cárie significa um número de cores diferentes, do amarelo ao preto. Os sintomas podem incluir dor e dificuldade em comer. As complicações podem incluir inflamação do tecido à volta do dente, infeção e perda do dente ou formação de abcessos. A cárie dentária é uma das doenças infantis evitáveis mais comuns; as pessoas são susceptíveis a esta doença ao longo da sua vida. [2-5] É a principal causa de dor oral e perda de dentes. [6] Pode ser travada e potencialmente revertida nas suas fases iniciais, mas muitas vezes não é auto-limitada e, sem cuidados adequados, a cárie pode progredir até à destruição do dente. [Por conseguinte, os médicos e outros prestadores de cuidados de saúde devem estar familiarizados com a cárie dentária e as suas causas. O objetivo deste Seminário é aumentar o conhecimento dos médicos sobre o processo da cárie dentária e a sua gestão; encorajar os médicos a incorporar aspectos relevantes da prevenção e controlo da cárie na sua prática diária e educar os médicos sobre quando encaminhar os pacientes para um dentista.

Definição

A cárie dentária é a destruição localizada de tecidos duros dentários susceptíveis por subprodutos ácidos da fermentação bacteriana de hidratos de carbono da dieta[7]. Os sinais da desmineralização cariosa são observados nos tecidos duros dentários, mas o processo da doença inicia-se no biofilme bacteriano (placa dentária) que cobre a superfície do dente. Além disso, as alterações muito precoces no esmalte não são detectadas com os métodos clínicos e radiográficos tradicionais. A cárie dentária é uma doença multifatorial que começa com alterações microbiológicas dentro do complexo biofilme e é afetada pelo fluxo salivar e composição, exposição ao flúor, consumo de açúcares dietéticos e por comportamentos preventivos (limpeza dos dentes). A doença é inicialmente reversível e pode ser interrompida em qualquer fase, mesmo quando alguma dentina ou esmalte é destruído (cavitação), desde que seja possível remover biofilme suficiente. A cárie dentária é uma doença crónica que progride lentamente na maioria das pessoas. A doença pode ser observada tanto na coroa (cárie coronal) como na raiz (cárie radicular) dos dentes decíduos e permanentes, e tanto em superfícies lisas como em superfícies com fissuras e buracos. Pode afetar o esmalte, a cobertura externa da coroa; o cemento, a camada mais externa da raiz; e a dentina, o tecido por baixo do esmalte e do cemento. A cárie nos dentes decíduos de crianças em idade pré-escolar é comummente referida como cárie da primeira infância. [8]

Os termos cárie dentária ou cárie podem ser usados para identificar tanto o processo de cárie como a lesão cariosa (cavitada ou não cavitada) que se forma como resultado desse processo [9-10]. [Na prática diária, os médicos dentistas, outros prestadores de cuidados de saúde e os pacientes referem-se frequentemente a uma lesão de cárie estabelecida como uma cavidade no dente. A cavidade, ou superfície cariada, é a sequela do processo da doença e é um sinal de doença bastante avançada. [A cárie dentária é um continuum de estados de doença de gravidade crescente e destruição do dente, que varia desde alterações subclínicas sub-superficiais a nível molecular até lesões com envolvimento dentinário, quer com uma superfície intacta, quer com cavitação óbvia. [12-13] (figura 1).

A avaliação da presença ou ausência de cárie dentária depende dos pontos de corte de diagnóstico selecionados; esta decisão afecta grandemente as decisões de tratamento dos profissionais. As lesões cariosas são o resultado de eventos que progridem ao longo do tempo. [8]

Capítulo 2

O que é a cárie dentária?

Hoje em dia, devido aos avanços científicos e às novas tecnologias, a medicina dentária está a desenvolver novas estratégias de gestão da artrite dentária que privilegiam a prevenção e a intervenção precoce.

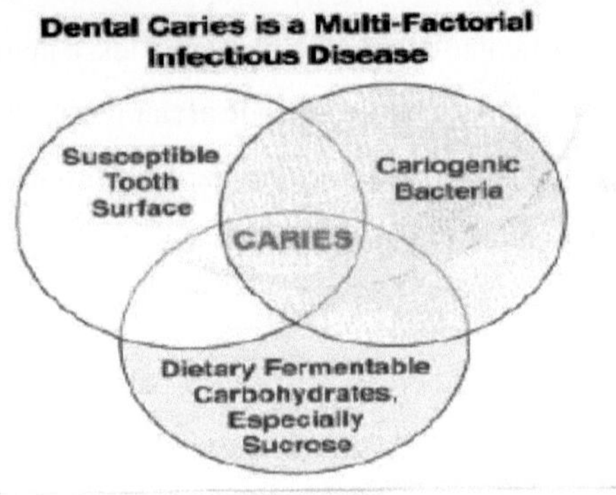

Figura 1. Modelo original

História da cárie dentária

De acordo com as provas arqueológicas, a cárie dentária é uma doença antiga. Crânios datados de há um milhão de anos até ao período Neolítico mostram sinais de cárie, incluindo os do Paleolítico e Mesolítico[14]. [14] Em 1850, ocorreu outro aumento acentuado na prevalência de cáries, que se acredita ser resultado de mudanças generalizadas na dieta. O aumento da disponibilidade de cana-de-açúcar, pão, farinha refinada e chá adoçado correspondeu a um maior número de cáries de fossas e fissuras [15]. [15] Em 1924, em Londres, Killian Clarke descreveu uma bactéria esférica em cadeias isoladas de várias lesões que ele chamou de Streptococcus mutantes. Mais tarde, nos anos 50, nos EUA, Keyes e Fitzgerald, trabalhando com hamsters, mostraram que a cárie era transmissível e causada por uma bactéria produtora de ácido Streptococcus. Na década de 1960, tornou-se geralmente aceite que o Streptococcus isolado de cáries de hamster era o mesmo que o *S. mutans* descrito por Clarke. A dieta da "recém-industrializada classe trabalhadora inglesa" passou então a centrar-se em pão, compota e chá açucarado, aumentando grandemente tanto o consumo de açúcar como o de cáries. [16]

Sinais e sintomas

É castanho-escuro e brilhante, o que sugere que a cárie dentária já esteve presente, mas o processo de desmineralização parou. [17]

O sinal mais precoce de uma nova lesão cariosa é o aparecimento de uma mancha branca calcária na superfície do dente, indicando uma área de desmineralização do esmalte. Isto é referido como uma lesão de mancha branca, uma lesão cariosa incipiente ou uma "microcavidade" (figura 2).

Uma vez que a cárie atravessa o esmalte, os túbulos dentinários, que têm passagens para o nervo do dente, ficam expostos, resultando em dor que pode ser transitória, piorando temporariamente com a exposição ao calor, ao frio ou a alimentos e bebidas doces A cárie dentária também pode causar mau hálito e sabores desagradáveis. [18]

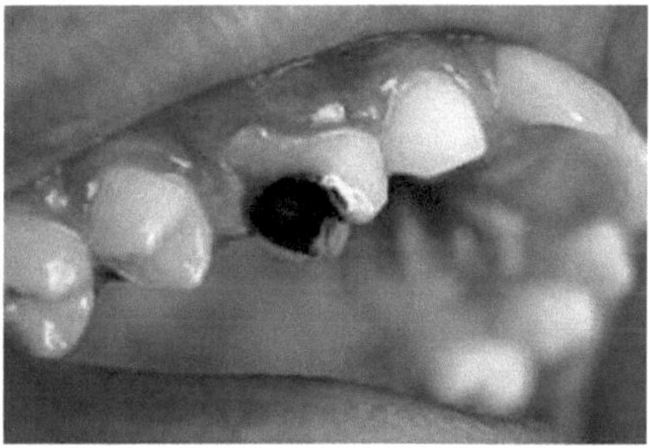

Figura 2. Dentes afectados

Classificação dos carrinhos dentários

A classificação das doenças dentárias de acordo com os sintomas é a seguinte

Classe I - Fossas vestibulares ou linguais nos molares, superfícies oclusais dos dentes posteriores, fossa lingual perto do cíngulo dos incisivos superiores.

Classe II - superfícies proximais dos dentes posteriores.

Classe III - Superfícies interproximais de dentes anteriores sem envolvimento do bordo incisal.

Classe IV - Superfícies interproximais de dentes anteriores com envolvimento do bordo incisal.

Classe V - Terço cervical da superfície facial ou lingual do dente.

Classe VI - Rebordo incisal ou oclusal desgastado devido a abrasão. [19]

Cáries galopantes

A "cárie do biberão" ou "podridão do biberão" é um padrão de cárie encontrado em crianças pequenas com os seus dentes decíduos. Os dentes mais provavelmente afectados são os dentes anteriores do maxilar, mas todos os dentes podem ser afectados[20]. [20] O nome para este tipo de cárie vem do facto de a cárie ser normalmente o resultado de permitir que as crianças adormeçam com líquidos açucarados nos biberões ou de alimentar as crianças com líquidos açucarados várias vezes durante o dia. [21] É devido à grande ingestão de açúcar que resulta em problemas que também podem ser causados pela auto-destruição de raízes e reabsorção de dentes inteiros quando novos dentes erupcionam ou mais tarde por causas desconhecidas mostradas na figura 3.

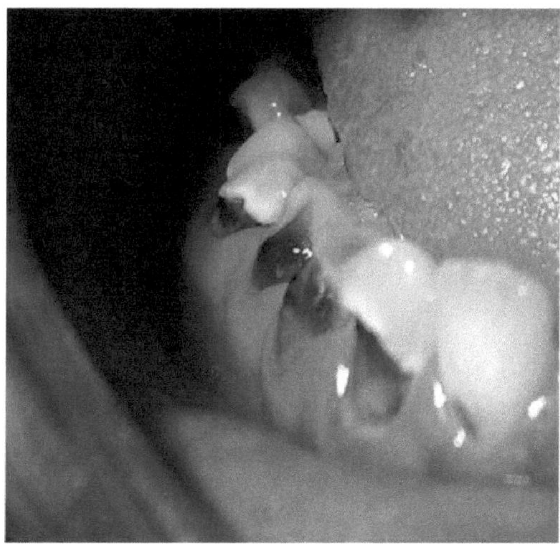

Figura 3. Cáries na primeira infância

Taxa de progressão

O tratamento com flúor pode ajudar a recalcificar o esmalte dos dentes, bem como a utilização de

Fosfato de cálcio amorfo (figura 4).

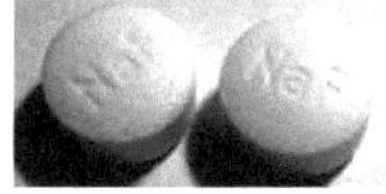

Figura 4. Comprimidos de cálcio

Prevenção e controlo Higiene oral

Consiste na escovagem correta e no uso do fio dental diariamente. O objetivo da higiene oral é minimizar os agentes etiológicos de doenças na boca.

Modificação do regime alimentar

Os alimentos mastigáveis e substâncias pegajosas tendem a aderir aos dentes durante mais tempo e, como consequência, são melhor consumidos como parte de uma refeição. Sabe-se também que a mastigação e a estimulação dos receptores de sabor na língua aumentam a produção e a libertação de saliva [22].

Selantes dentários

A utilização de selantes dentários é um meio de prevenção [22]. Um selante é um revestimento fino de plástico aplicado nas superfícies de mastigação dos molares para evitar que os alimentos fiquem presos dentro das fossas e fissuras. O flúor ajuda a prevenir a cárie dentária, ligando-se aos cristais de hidroxiapatite do esmalte [23]. O cálcio incorporado torna o esmalte mais resistente à desmineralização e, portanto, resistente à cárie. O cálcio, tal como se encontra em alimentos como o leite e os vegetais verdes, é frequentemente recomendado para proteção contra a cárie dentária. (Figura 5)

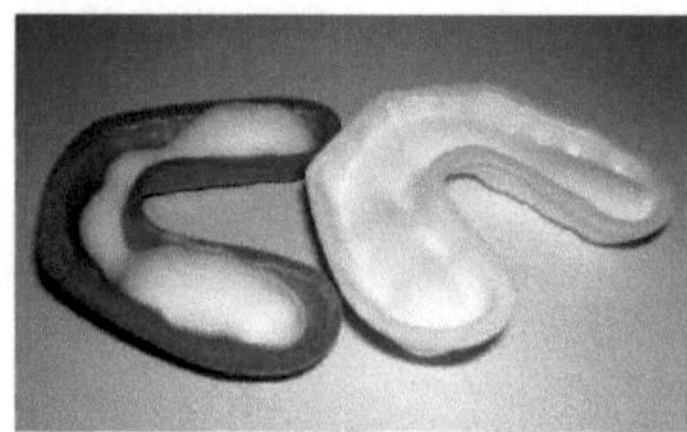

Figura 5. Tomada

Patogénese

A cárie dentária resulta de interações ao longo do tempo entre bactérias que produzem ácido, um substrato que as bactérias podem metabolizar, e muitos factores do hospedeiro que incluem os dentes e a saliva. A cárie dentária resulta de um desequilíbrio ecológico no equilíbrio fisiológico entre os minerais dos dentes e os biofilmes microbianos orais. [24-25]

As bactérias vivem nos dentes em microcolónias que estão encapsuladas numa matriz orgânica de polissacáridos, proteínas e ADN segregado pelas células, o que proporciona proteção contra a dessecação, as defesas do hospedeiro e os predadores e aumenta a resistência aos agentes antimicrobianos. [5, 25] Os dentes oferecem superfícies que não se desprendem para a colonização microbiana e um grande número de bactérias e os seus subprodutos acumulam-se num biofilme nas superfícies dentárias, tanto na saúde como na doença. [7, 25]

Os mecanismos do processo de cárie são semelhantes para todos os tipos de cárie. As bactérias endógenas [26] (principalmente estreptococos mutans [*Streptococcus mutans* e *Streptococcus sobrinus*] e Lactobacillus spp) no biofilme produzem ácidos orgânicos fracos como um subproduto do metabolismo dos hidratos de carbono fermentáveis. Este ácido faz com que os valores de pH locais caiam abaixo de um valor crítico, resultando na desmineralização dos tecidos dentários[3, 26]. Se a difusão de cálcio, fosfato e carbonato para fora do dente continuar, a cavitação acabará por ocorrer[27].

A desmineralização pode ser revertida nas suas fases iniciais através da absorção de cálcio, fosfato e flúor. O flúor actua como um catalisador para a difusão do cálcio e do fosfato no interior do dente, o que remineraliza as estruturas cristalinas da lesão. As superfícies cristalinas reconstruídas, compostas por hidroxiapatite fluoretada e fluorapatite, são muito mais resistentes ao ataque ácido do que a estrutura original. As enzimas bacterianas também podem estar envolvidas no desenvolvimento da cárie. [12]

A progressão, paragem ou reversão da cárie dentária depende de um equilíbrio entre a desmineralização e a remineralização. O processo de desmineralização e remineralização ocorre frequentemente durante o dia na maioria das pessoas. Ao longo do tempo, este processo conduzirá à cavitação no interior do dente ou à reparação e reversão da lesão, ou à manutenção do status quo. [13]

A remineralização é frequente, especialmente quando o pH do biofilme é restaurado pela saliva, que actua como um tampão. As áreas remineralizadas têm uma maior concentração de flúor e uma estrutura de esmalte menos microporosa do que a estrutura original do dente, devido à aquisição de cálcio e fosfatos da saliva (figura 2).

As lesões de cárie desenvolvem-se quando se permite que os biofilmes orais amadureçam e permaneçam nos dentes durante longos períodos. Se for permitido o desenvolvimento de uma cavidade, o local fornece um nicho ecológico no qual os organismos da placa bacteriana se adaptam gradualmente a um pH reduzido.13 A formação de uma lesão cavitada protege o biofilme e, a menos que o paciente seja capaz de limpar esta área, o processo carioso continuará (figura 2).[9]

A cárie dentária em esmalte é tipicamente vista pela primeira vez como lesões de manchas brancas, que são pequenas áreas de desmineralização subsuperficial sob a placa dentária. A cárie da superfície da raiz é semelhante à cárie do esmalte, mas ao contrário da cárie do esmalte, a superfície pode ficar amolecida e as bactérias penetram mais no tecido numa fase mais precoce do desenvolvimento da lesão[10].

A recessão da margem gengival, resultante de uma má higiene oral e da perda de ligação periodontal com a idade, leva à exposição da junção da coroa com a superfície da raiz. Esta área retém a placa dentária e é propensa a desenvolver lesões cariosas. [5]

A cárie precoce da infância é uma forma agressiva de cárie dentária que afecta os dentes decíduos de bebés e crianças pequenas e que se desenvolve tipicamente nas superfícies dentárias anteriores, podendo também afetar os molares decíduos maxilares ou mandibulares. Começa com lesões de manchas brancas nos incisivos primários superiores ao longo da margem da gengiva. Se a doença continuar, a cárie pode progredir e levar à destruição completa da coroa. No estágio moderado, ocorre cavitação e a cárie começa a se espalhar para os molares superiores. Em casos graves, o processo de cárie destrói os dentes superiores e se espalha para os molares inferiores[28,29].

Cárie dentária: Uma Infeção Bacteriana

1. Existem dois grupos específicos de bactérias que se encontram na boca e que são responsáveis pelas cáries dentárias

a. Estreptococos mutans (*Streptococcus mutans*)

b. Lactobacilos 2. Encontram-se em número relativamente elevado na placa dentária.
3. A presença de lactobacilos na boca indica uma elevada percentagem de ingestão de açúcar. [30]

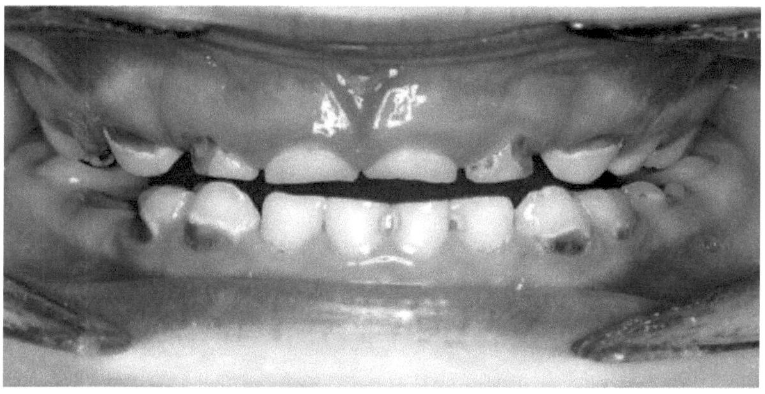

Figura 6. Infeção bacteriana

Transmissão de bactérias causadoras de cáries

1. Os estreptococos mutans são transmitidos através da saliva, mais frequentemente da mãe, para o bebé.

2. Quando as mães têm contagens elevadas de estreptococos mutans na boca, os bebés também têm contagens elevadas da mesma bactéria na boca. [31]

3. As mulheres devem certificar-se de que a sua própria boca é saudável [30].

4. Quando o número de bactérias causadoras de cáries na boca aumenta, o risco de desenvolver cáries dentárias também aumenta.

Placa dentária

1. A placa dentária é um revestimento incolor, macio e pegajoso que adere aos dentes.

2. A placa permanece aderida ao dente apesar dos movimentos da língua, do enxaguamento com água, da pulverização de água ou de uma escovagem menos cuidadosa. [32]

3. A formação de placa bacteriana num dente concentra milhões de microorganismos nesse dente.

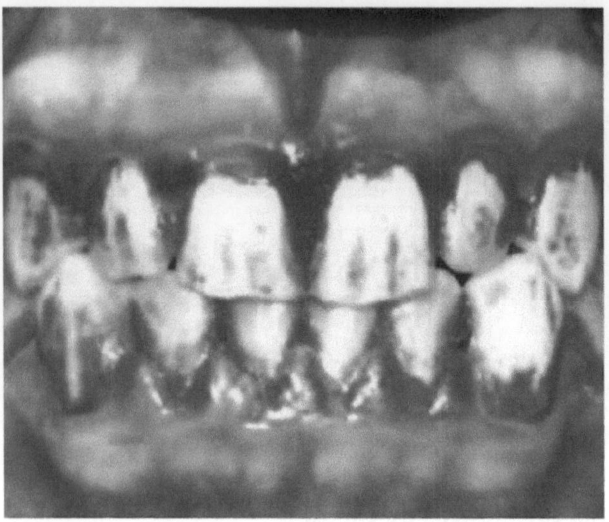

Figura 7. Placa dentária tornada visível com agente revelador

Estrutura do esmalte

1. O esmalte é mais forte do que o osso. O esmalte é o tecido mais altamente mineralizado do corpo

2. Consiste em cristais microscópicos de hidroxiapatite dispostos em camadas estruturais ou bastonetes, também conhecidos como prismas e rodeados por água. [33]

3. Tanto a água como os componentes proteicos do dente são importantes porque é assim que os ácidos entram no dente e os minerais saem e a estrutura do dente se dissolve.

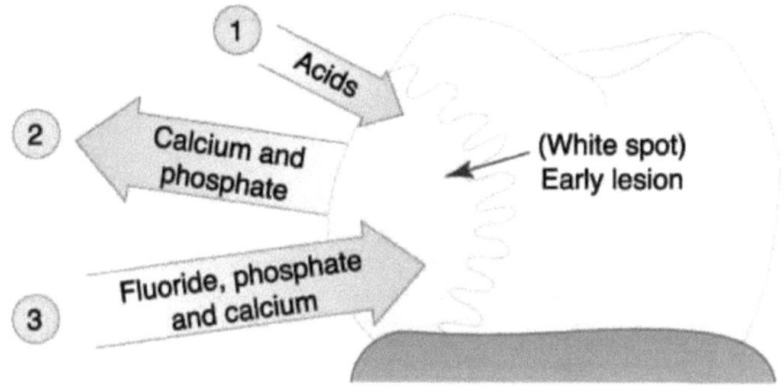

1. The tooth is attacked by acids in plaque and saliva.
2. Calcium and phosphate dissolve from the enamel in the process of demineralization.
3. Fluoride, phosphate and calcium re-enter the enamel in a process called remineralization.

Figura 8. Cárie dentária

O processo de cárie

1. Para que a cárie se desenvolva, é necessário que três factores ocorram ao mesmo tempo:

a. Um dente suscetível

b. Dieta rica em hidratos de carbono fermentáveis

c. Bactérias específicas [34]

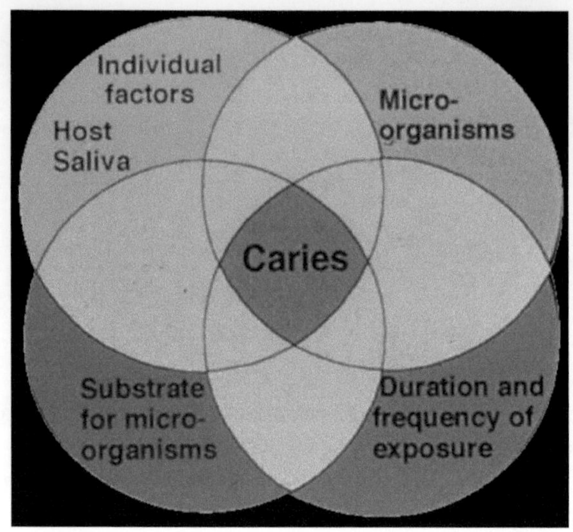

Figura 9. Cárie dentária

Áreas de desenvolvimento de cáries

1. A cárie de fossas e fissuras ocorre principalmente nas superfícies oclusais e nos sulcos vestibulares e linguais dos dentes posteriores, bem como nas fossas linguais dos incisivos superiores [35].

2. As cáries de superfície lisa ocorrem no esmalte intacto, com exceção das fossas e fissuras

3. A cárie da superfície da raiz ocorre em qualquer superfície da raiz.

Fases do desenvolvimento da cárie

1. É um processo contínuo, caracterizado por períodos alternados de desmineralização e remineralização.

a. A desmineralização é a dissolução do cálcio e do fosfato dos cristais de hidroxiapatite. [36]

b. A remineralização é a redeposição de cálcio e fosfato em áreas previamente desmineralizadas.

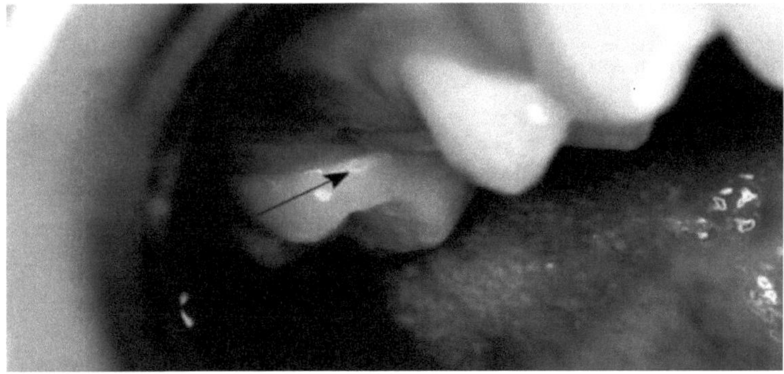

Figura 10. O sinal de deterioração é a descalcificação

2. É possível que os processos de desmineralização e remineralização ocorram sem qualquer perda de estrutura dentária.

3. A lesão incipiente desenvolve-se nas fases iniciais, quando a cárie começa a desmineralizar o esmalte [37]

4. A lesão aberta, ou franca, é caracterizada por cavitação.

5. Rampante: O tempo entre o início da lesão incipiente e o desenvolvimento da cavidade é rápido e há múltiplas lesões em toda a boca.

Cáries radiculares

1. A cárie radicular está a tornar-se mais prevalente e é uma preocupação para a população idosa, que frequentemente apresenta recessão gengival que expõe as superfícies radiculares.

2. As pessoas estão a viver mais tempo e a manter os seus dentes durante mais tempo. As pessoas mais velhas estão frequentemente a tomar medicamentos que reduzem o fluxo salivar. [38]

3. As lesões cariosas formam-se mais rapidamente nas superfícies radiculares do que

as cáries coronais porque o cemento na superfície radicular é mais macio do que o esmalte e a dentina. [39]

4. Tal como a cárie coronal, a cárie radicular tem períodos de desmineralização e desmineralização.

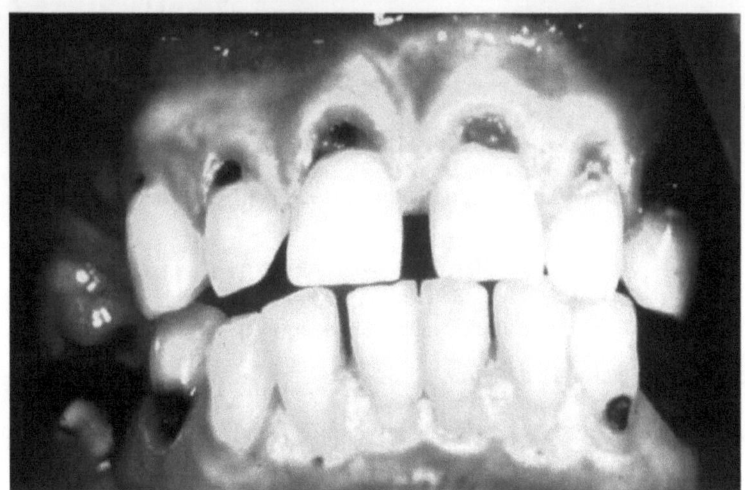

Figura 11. Cárie radicular

Cáries secundárias ou recorrentes

1. As bactérias são capazes de se desenvolver nestas áreas.

2. Quando as restaurações dentárias têm de ser substituídas, isso deve-se ao facto de haver cáries recorrentes sob a restauração existente. Os novos materiais de restauração que são colados à estrutura dentária eliminam o espaço entre o dente e a restauração, onde podem ocorrer microfugas. Os materiais de restauração que libertam fluoreto lentamente ajudam a prevenir cáries secundárias. [40]

A saliva e a sua importância

1. A proteção física proporciona um efeito de limpeza. A saliva espessa, ou viscosa, é

menos eficaz do que a saliva mais aquosa na eliminação dos hidratos de carbono.

2. A proteção química contém cálcio, fosfato e fluoreto. Mantém o cálcio pronto a ser utilizado durante a remineralização. Inclui tampões, bicarbonato, fosfato e pequenas proteínas que neutralizam os ácidos após a ingestão de hidratos de carbono fermentáveis.

3. As substâncias antibacterianas presentes na saliva actuam contra as bactérias [41].

4. Se a função salivar estiver reduzida por qualquer razão, como por exemplo devido a doença ou medicamentos ou devido a radioterapia, os dentes correm um risco acrescido de cárie.

Factores de risco

O risco de cárie de uma pessoa pode variar com o tempo, uma vez que muitos factores de risco são mutáveis. Os factores de risco físicos e biológicos para a cárie do esmalte ou da raiz incluem fluxo e composição salivares inadequados, elevado número de bactérias cariogénicas, exposição insuficiente ao flúor, recessão gengival, componentes imunológicos, necessidade de cuidados de saúde especiais e factores genéticos. [42]

A cárie está relacionada com o estilo de vida, e os factores comportamentais sob o controlo de uma pessoa estão claramente implicados. Estes factores incluem uma má higiene oral; maus hábitos alimentares - ou seja, consumo frequente de hidratos de carbono refinados; utilização frequente de medicamentos orais que contêm açúcar; e métodos inadequados de alimentação dos bebés. [43, 44]

Outros factores relacionados com o risco de cárie incluem a pobreza, privação ou estatuto social; número de anos de escolaridade; cobertura de seguro dentário; utilização de selantes dentários; utilização de aparelhos ortodônticos; e próteses parciais mal concebidas ou mal ajustadas.[45] Além disso, as crianças com história ou evidência de cáries ou cujo cuidador principal ou irmãos têm cáries graves devem ser consideradas como estando em risco acrescido de contrair a doença[40]. Embora a evidência de uma ligação entre o baixo peso à nascença e as cáries dentárias seja inconclusiva, os clínicos são aconselhados a considerar essas crianças como estando em risco de contrair cáries dentárias[46].

A colonização por estreptococos mutans e outras bactérias cariogénicas numa idade jovem pode ser um fator de risco chave para o desenvolvimento de cáries. [47] No entanto, o papel dos estreptococos mutans como a principal causa de cárie não foi provado. Devido à complexidade da microflora oral, que contém várias centenas de espécies de bactérias e milhões de células que crescem numa única superfície dentária, nenhuma espécie bacteriana isolada pode prever o desenvolvimento de cáries numa determinada pessoa.

Além disso, o conhecimento atual desta doença complexa não permite uma previsão precisa da atividade da cárie em qualquer pessoa ou dente [48]. [48] No entanto, existem evidências de que consideração de factores de risco, tais como a presença de estreptococos mutans ou lactobacilos; baixo estatuto socioeconómico; experiência anterior de cárie; quantidade de exposição ao flúor e fluxo salivar; e o julgamento do dentista pode levar a resultados benéficos.

O principal reservatório a partir do qual os bebés adquirem estreptococos mutans, uma espécie bacteriana cariogénica amplamente estudada, é o prestador de cuidados primários, normalmente a mãe. As evidências sugerem que os estreptococos mutans podem colonizar a boca de bebés pré-dentados e são adquiridos por transmissão vertical e horizontal a partir de reservatórios humanos. [47]

O relatório do Desenvolvimento de Consenso dos Institutos Nacionais de Saúde dos EUA de 2001

Conference on Diagnosis and Management of Dental Caries throughout Life contém informações adicionais sobre o risco de cárie[49]. [49] A Figura 3 resume os factores implicados no processo de cárie[50].

Epidemiologia

As comparações da frequência e distribuição global da cárie dentária são complicadas devido aos critérios de diagnóstico que diferem de estudo para estudo [52, 52], mas nas últimas décadas tem-se assistido a uma diminuição da prevalência e da gravidade da cárie nos dentes permanentes em muitos países desenvolvidos. [4, 53, 54]

Além disso, a taxa de progressão da doença abranda com o aumento da idade.40 A doença encontra-se principalmente em dentes e tipos de dentes específicos, tanto nos dentes decíduos como nos permanentes[55].

O declínio da cárie nos dentes permanentes tem sido maior nas superfícies interproximais e lisas do que nas superfícies fissuradas ou oclusais [55]. 55] A cárie coronária nos dentes permanentes das crianças é predominantemente uma doença das fossas e fissuras[4]. [Na primeira infância, as lesões de cárie desenvolvem-se em superfícies lisas, que normalmente têm baixo risco de cárie. [18]

Em alguns grupos populacionais, a prevalência e a gravidade da cárie nos dentes decíduos podem ter estabilizado ou aumentado ligeiramente. [56, 57]

Apesar do declínio generalizado da prevalência e gravidade da cárie nos dentes permanentes nos países de elevado rendimento nas últimas décadas, continuam a existir disparidades e muitas crianças e adultos ainda desenvolvem cáries[57, 58]. [57, 58] Nos EUA, a cárie é a doença crónica mais comum da infância, sendo cinco vezes mais comum do que a asma. [4]

A frequência de cáries dentárias está a aumentar entre os idosos nos EUA e noutros países, uma vez que cada vez mais pessoas retêm mais dentes ao longo da sua vida. [Os adultos mais velhos podem ter níveis semelhantes ou mais elevados de formação de novas cáries do que as crianças. [59, 60]

Estudos mostram que os residentes de lares de idosos têm maior probabilidade de ter cáries radiculares do que os idosos que vivem nas suas próprias casas. [6]

Outros grupos populacionais com elevado risco de cárie dentária incluem pessoas que vivem na pobreza; pessoas com baixa escolaridade ou baixo estatuto socioeconómico; grupos étnicos minoritários; indivíduos com deficiências de desenvolvimento; imigrantes recentes; indivíduos com VIH ou SIDA; idosos frágeis; e pessoas com vários factores de risco no estilo de vida[61-64].

O efeito da cárie dentária na qualidade geral da saúde e do bem-estar não foi bem estudado. Esta doença e as suas sequelas podem causar dor significativa e o seu tratamento é dispendioso. O fardo da cárie dentária dura toda a vida porque, uma vez destruída a estrutura do dente, este necessitará normalmente de restauração e de manutenção adicional ao longo da vida. Nos países em desenvolvimento, onde a prevalência da cárie dentária é baixa e a doença se concentra nas superfícies oclusais de alguns dentes, os custos do tratamento são mais elevados do que os fundos disponíveis para os programas essenciais de saúde pública. [65]

Consequentemente, 90% destas lesões não são tratadas. Nos EUA, no Canadá e no Reino Unido, por exemplo, há provas de que a cárie na primeira infância afecta grandemente a qualidade de vida das crianças[66, 67]. Nas crianças aborígenes da Austrália Ocidental, a cárie dentária é a quinta e a sexta doença mais comum que causa hospitalização em crianças em idade pré-escolar (1-4 anos) e em crianças do ensino primário (5-12 anos), respetivamente[68].

À medida que a retenção de dentes nas populações dos EUA e da Europa aumenta, a cárie dentária tornou-se um fardo para os adultos mais velhos. No Canadá, Locker[69] relatou que um terço dos adultos com 50 anos ou mais relatou problemas com a alimentação, comunicação e interação social e 18·7% preocupavam-se muito com a sua saúde oral.

Quase um terço estava insatisfeito com algum aspeto do seu estado de saúde oral. Os adultos em França também referiram grandes necessidades de cuidados dentários. [70]

Num estudo de coorte de adultos da Nova Zelândia, aqueles que cresceram em famílias com baixo estatuto socioeconómico tinham uma saúde cardiovascular pior e uma carga mais elevada de doença periodontal e cáries dentárias do que os adultos que viviam em famílias com estatuto socioeconómico médio ou elevado durante a infância[71].

Diagnóstico

O consenso internacional [72] recomenda que o diagnóstico da cárie (ou seja, a avaliação abrangente de toda a informação do paciente por um dentista) seja diferenciado da deteção da lesão (utilização de um método objetivo para detetar a doença) e da avaliação da lesão (caraterização e monitorização de uma lesão depois de detectada).

O diagnóstico da cárie, seja no consultório dentário, durante um levantamento de campo ou como parte de um projeto de investigação clínica, é feito através do exame visual das superfícies dentárias, talvez com a utilização de uma sonda dentária. [73-75]

Embora este método de exame esteja bem estabelecido e seja universalmente ensinado, os médicos e os doentes não reconhecem geralmente que este método é imperfeito.

Uma revisão exaustiva [75] fornece estimativas da sensibilidade da deteção de lesões de 39-59% tanto no esmalte como na dentina das superfícies oclusais, dependendo da metodologia do estudo. A especificidade foi elevada (cerca de 95% ou mais), mas não foi fornecida uma estimativa global. Assim, os examinadores podem não detetar metade das lesões presentes nas superfícies oclusais, embora seja improvável que classifiquem erradamente quaisquer superfícies oclusais saudáveis como cariadas utilizando este método.

A utilização da sonda dentária (ou explorador) tem sido controversa durante muitos anos. A prática nos EUA tem sido a utilização de uma ponta de sonda afiada para fornecer feedback tátil (ou seja, evidência de maciez) como um complemento aos sinais visuais de doença, enquanto na Europa se acredita que esta prática acrescenta pouco ao rendimento do diagnóstico e pode induzir danos iatrogénicos na superfície do esmalte e promover o início ou a progressão da cárie [74]. [No entanto, os clínicos em muitos países, incluindo na Europa, ainda utilizam sondas dentárias para o diagnóstico.

A deteção de lesões nas superfícies aproximadas de contacto (ou seja, os lados dos dentes adjacentes que se tocam) dos dentes posteriores é também um desafio, e a inadequação dos métodos clínicos visuais e tácteis é a razão pela qual a utilização de radiação ionizante para radiografias bitewing ainda é sancionada.

No entanto, a mesma revisão sistemática[75] de estudos de alta qualidade mostrou que, para superfícies aproximadas, as radiografias tinham uma sensibilidade global de 50% e uma especificidade de 87%. Assim, utilizando métodos clínicos e radiográficos convencionais, o dentista detectará apenas cerca de metade das lesões presentes e poderá classificar erradamente um número considerável de superfícies sãs como cariadas.

As radiografias não são muito úteis para nada, exceto para lesões dentárias avançadas em superfícies oclusais (sensibilidade 39%, especificidade 91%). [75]

As consequências dos erros de diagnóstico dependem da estratégia de tratamento utilizada.

A tendência internacional na gestão da cárie é afastar-se do modelo cirúrgico (para excisar e substituir o tecido dentário doente) para uma abordagem preventiva que visa controlar o início e a progressão do processo da doença ao longo da vida de uma pessoa[2].

Por conseguinte, um grande desafio para o clínico é detetar lesões numa fase precoce, antes de ser necessária uma intervenção cirúrgica. O examinador epidemiológico tem de recolher informações sobre a necessidade de tratamento preventivo e não apenas sobre o número de obturações necessárias; e o investigador clínico tem de avaliar a eficácia dos produtos e estratégias destinados a controlar o processo de cárie e a impedir a progressão da doença para uma fase avançada que necessite de restauração.

Outro grande desafio é detetar a atividade da cárie na fase de lesão. Infelizmente, apesar das afirmações de que alguns dos novos sistemas de critérios clínicos são fiáveis, defendemos que são necessários estudos adicionais antes de os clínicos de clínica geral poderem avaliar de forma fiável a atividade da cárie.

Tendo em conta a variedade de cáries dentárias e os vários estádios de cárie que podem ser detectados e diferenciados uns dos outros, é necessária clareza na discussão e comunicação destes estádios de cárie para garantir que os cuidados prestados aos doentes, as políticas de cuidados dentários e as práticas baseadas em provas estão de acordo.

Existe alguma controvérsia quanto ao efeito dos diferentes pontos de corte de diagnóstico e à viabilidade da recolha de dados epidemiológicos que inclui lesões no esmalte, embora os resultados de estudos e práticas em alguns países mostrem que ambos são desejáveis[76].

Mudanças aparentemente triviais nos critérios de diagnóstico podem produzir diferenças consideráveis na quantidade de doença registada. [A Figura 4 mostra o processo de cárie como registado pela epidemiologia clássica e a inadequação de usar o termo livre de cárie ao relatar os resultados de pesquisas que só registam lesões de dentina vistas clinicamente, tendo em vista a proporção julgada livre de cárie que pode ter doença não detectada. Em vez de afirmar que esses grupos estão livres de doença, muitas autoridades estão agora a usar termos como "sem cárie óbvia".

Diagnóstico de cáries dentárias

1. "Stick" explorador detetável

2. Radiografias

3. Visual

4. Detetor de cáries a laser [78]

Detetor de cáries a laser

1. O detetor de cáries a laser é utilizado para diagnosticar cáries e revelar a atividade bacteriana sob a superfície do esmalte.

2. A estrutura dentária cariada é menos densa e emite uma leitura mais elevada do que a estrutura dentária não cariada.

Métodos de intervenção contra a cárie

1. Fluoreto: Existe uma variedade de tipos disponíveis para fortalecer o dente contra a solubilidade em ácido.

2. Terapia antibacteriana: Produtos como os enxaguamentos com clorexidina são eficazes [78].

3. Hidratos de carbono fermentáveis: Reduzir a quantidade e a frequência de ingestão.

4. O fluxo salivar pode ser aumentado através da mastigação de pastilhas elásticas sem açúcar, por exemplo, as que contêm um adoçante sem açúcar, como o xilitol. [79]

Tratamento

Durante um longo período, desde o início do século XX, os dentistas pensaram na restauração dentária como uma cura para a cárie dentária. O foco na restauração e retenção dos dentes foi um avanço em relação ao método de tratamento anterior de extração dentária, e tornou-se amplamente utilizado numa altura em que havia pouco conhecimento sobre a prevenção da cárie, a cárie formava-se rapidamente e as taxas de progressão eram elevadas, mas havia poucos dentistas.

Na prática clínica, a gestão da cárie através do tratamento restaurador, apesar das suas limitações e da tendência para promover restaurações repetidas, [80] continua a ser o método preferido em muitos países. No entanto, nalgumas regiões, como a Escandinávia, há muitos anos que estão em vigor abordagens mais preventivas aos cuidados. As principais falhas da restauração sem uma abordagem de prevenção são a curta durabilidade das restaurações [82] e a propensão para a formação de novas cáries nas margens das restaurações, se as causas da doença não forem removidas [83]. [83]

Nas últimas três décadas, tem-se verificado uma transição em muitos países para uma abordagem maioritariamente preventiva e conservadora do tratamento da cárie. Embora as taxas de cárie variem muito entre indivíduos, grupos e países e a mão de obra dentária seja considerável, a prevenção e a preservação dos tecidos dentários são desejáveis como tratamento normal da cárie, uma vez que sabemos que a cárie progride lentamente na maioria das pessoas, que a prevenção é eficaz e que o corte excessivo e prematuro dos dentes pode causar danos. [2, 24, 38, 84]

A prevenção de lesões cariosas precoces através da remoção meticulosa do biofilme, bem como a aplicação de flúor ou a colocação de selantes, é bem sucedida na preservação da estrutura dentária. Quando é necessária uma intervenção restauradora, a utilização de técnicas modernas de micro-restauração que utilizam novos materiais adesivos também pode preservar a estrutura dentária.

Prevenção

As discussões sobre métodos melhorados de deteção, avaliação e diagnóstico da cárie para uma prevenção eficaz da cárie não devem ser vistas como uma alternativa às estratégias de saúde pública e de promoção da saúde para reduzir o peso da doença antes de um doente chegar a um consultório dentário com uma doença óbvia. Os novos desenvolvimentos clínicos devem funcionar em conjunto com essas abordagens de saúde pública.

Na medicina dentária, a promoção de cuidados baseados em provas e a produção de diretrizes clínicas para apoiar os cuidados adequados a cada paciente é agora possível.

Na gestão da cárie dentária, a tónica tem sido colocada na gestão preventiva da cárie nas crianças [85], mas a cárie é um processo patológico que tem de ser gerido ao longo da vida de uma pessoa. [86]

As evidências estão a levar a uma tendência internacional na prática clínica, no sentido de se afastar da intervenção operatória para a prevenção da cárie[2]. A teoria é que o processo de cárie deve ser gerido ao longo do tempo para pacientes individuais e que deve ser fornecida a odontologia de preservação menos invasiva[85]. [Esta abordagem baseia-se no diagnóstico exato da doença e das lesões, na prevenção da doença, na restauração just-in-time, em procedimentos operatórios minimamente invasivos e na prevenção da recorrência.

É de notar que tem havido alguma controvérsia sobre a utilização crescente de uma abordagem individual de alto risco para a identificação de pessoas que necessitam de prevenção da cárie. [87] No entanto, a distribuição da cárie é muito distorcida e, embora os grupos de risco sejam cada vez mais visados para a prevenção, devem ser prestados cuidados e vigilância adequados e prudentes a todos os pacientes, uma vez que a cárie pode ocorrer e pode progredir em todos os grupos de risco.

As classificações de risco são dinâmicas e variam de pessoa para pessoa, pelo que devem ser revistas e actualizadas periodicamente. [86]

No que respeita aos cuidados auto-administrados, a pasta de dentes com flúor é a intervenção mais poderosa para a prevenção da cárie porque tem uma elevada eficácia clínica e aceitabilidade social. [88]

Uma revisão Cochrane [88] de ensaios controlados aleatórios ou quase aleatórios com avaliação cega dos resultados, comparando a pasta dentífrica com flúor com placebo em crianças com 16 anos ou mais durante pelo menos 1 ano, concluiu que as pastas dentífricas com flúor são claramente eficazes na prevenção de cáries. Esta conclusão é apoiada por mais de 50 anos de investigação. Os estudos de outras intervenções de higiene oral por si só não são tão claros porque muitos são confundidos pela utilização simultânea de pasta dentífrica com flúor. No entanto, o consenso apoia a utilização da escovagem de dentes em combinação com pasta dentífrica com flúor, especialmente para as superfícies oclusais na altura da erupção dentária.

Outra revisão da Cochrane [89] analisou a eficácia dos géis de flúor administrados por profissionais. Ensaios controlados aleatórios ou quasi-aleatórios com avaliação cega dos resultados compararam o gel de flúor com placebo ou nenhum tratamento em crianças com 16 anos ou menos durante pelo menos 1 ano, e os revisores concluíram que o gel de flúor mostrou evidências claras de um efeito inibidor de cáries. No entanto, existe pouca informação sobre os efeitos nos dentes decíduos, efeitos adversos ou aceitabilidade do tratamento. Os selantes de fossas e fissuras foram objeto de outra revisão Cochrane [90] de ensaios controlados aleatórios ou quase aleatórios de selantes utilizados para a prevenção de cáries em crianças e adolescentes com menos de 20 anos de idade. Os revisores recomendaram o selamento das superfícies oclusais com selantes à base de resina para prevenir a cárie dos molares permanentes. No entanto, os revisores recomendaram que fosse tida em conta a prevalência de cáries tanto dos indivíduos como da população local. Na prática, o benefício dos selantes deve ser considerado por cada dentista, de acordo com as diretrizes de tratamento. Numa revisão adicional [91], os vernizes fluoretados deram resultados promissores.

Os revisores sugeriram um efeito substancial de inibição de cáries do verniz de flúor tanto nos dentes permanentes como nos decíduos.

Os programas eficazes de prevenção da cárie podem utilizar uma série de intervenções, incluindo a fluoretação da água ou do sal na comunidade, a fluoretação da água na escola, programas de bochechos na escola, fornecimento de comprimidos de flúor na escola e programas de selantes dentários na escola.

Outras intervenções incluem as que se centram na saliva. A falta de saliva resulta em consequências dentárias catastróficas com cáries rapidamente progressivas que atacam muitos locais. A produção de saliva pode ser reduzida como resultado da irradiação da cabeça e do pescoço ou como consequência de outras doenças (por exemplo, síndrome de Sjogrens) ou medicamentos.

Estão a surgir novas teorias que visam a redução da transmissão de organismos cariogénicos do prestador de cuidados para a criança para prevenir a cárie precoce na infância.

A prevenção e o controlo da cárie dentária podem ser promovidos por outros clínicos que não os dentistas, se esses clínicos tiverem formação adequada. As crianças podem ser examinadas pelo seu prestador de cuidados primários ou pediatra para detetar sinais de desmineralização cariosa precoce, que se manifestam como áreas brancas à volta da margem gengival ou fossas e fissuras com coloração castanha.

Os doentes submetidos a radioterapia da cabeça e do pescoço ou que estejam a tomar medicamentos que reduzam o fluxo salivar também devem fazer exames dentários regulares antes e depois desse tratamento.

A deteção de sinais precoces de cárie dentária deve complementar os programas preventivos em que o biofilme nas superfícies dentárias afectadas é frequentemente removido com uma escova de dentes, pasta dentífrica com flúor e fio dentário.

As aplicações tópicas profissionais de flúor poderiam ser fornecidas em consultórios médicos, especialmente para bebés e crianças de grupos populacionais de alto risco.

O aconselhamento para restringir o consumo de snacks e bebidas açucaradas também deve ser dado a todos os doentes como parte do aconselhamento dietético geral. A deteção de lesões cavitadas grosseiras e o encaminhamento para um profissional de saúde dentária adequado para tratamento devem ser considerados como uma medida preventiva secundária.

Direcções de investigação futuras

A prevenção ou o controlo da cárie dentária não podem ser alcançados apenas com base nos métodos e modelos actuais de cuidados dentários. Temos de considerar os papéis integrados dos dentistas, médicos e outros prestadores de cuidados de saúde e avaliar intervenções eficazes de saúde pública e a introdução de actividades de promoção da saúde oral ligadas à promoção da saúde geral. Mais importante ainda, os prestadores de cuidados de saúde das crianças podem desempenhar um papel importante na manutenção das crianças livres de cáries dentárias óbvias

Iniciativas recentemente anunciadas na Escócia [92] e amplamente praticadas na Escandinávia e nalgumas partes dos EUA procuram melhorar a saúde oral recorrendo a um vasto leque de pessoas da comunidade e de contextos educativos, a uma mistura de profissionais de saúde, desde enfermeiros visitantes a higienistas dentários, para além dos dentistas.

Estas intervenções têm de ser cuidadosamente avaliadas para determinar a melhoria da saúde que pode ser alcançada. Os clínicos dos cuidados primários devem estar familiarizados com intervenções eficazes para as crianças mais pequenas antes de estas necessitarem de serviços dentários. Além disso, os dentistas precisam de estabelecer as melhores formas de prestar cuidados preventivos e clinicamente eficazes.

Os médicos podem detetar sinais precoces de lesões cariosas e prestar cuidados preventivos nas suas clínicas, podendo também aconselhar os seus pacientes a restringir o consumo de snacks e bebidas açucaradas.

Uma preocupação fundamental é a implementação de investigação clínica de elevada qualidade centrada em tópicos úteis que os clínicos dos cuidados primários considerem generalizáveis.

Em vários países, estão a ser envidados esforços para tentar apoiar a capacidade dos investigadores e dos profissionais para realizarem esses estudos.

A investigação futura deve centrar-se numa melhor compreensão dos determinantes da atividade da cárie - ou seja, como saber se uma lesão de cárie apresenta progressão ou regressão, ou se parou. Os conhecimentos sobre cuidados restauradores continuarão a progredir, mas esta abordagem aos cuidados não resolverá adequadamente o problema da cárie a nível mundial.

No futuro[93-95], quando os profissionais descobrirem que o risco de desenvolvimento de cárie dentária dos seus pacientes aumentou, poderão ser utilizados novos biomateriais que libertam fluoretos remineralizantes ou agentes probióticos para a gestão e controlo da cárie. Os médicos dentistas terão de progredir da noção de remoção cirúrgica da estrutura dentária para uma estratégia que evite a intervenção operatória, se possível, mas que se baseie na micro-remoção de tecidos duros ou em cuidados de restauração minimamente invasivos, se necessário[96].

Os médicos e outros prestadores de cuidados de saúde não se concentrarão na dentisteria de restauração nos seus consultórios.

Pelo contrário, a deteção precoce de cáries, através da utilização de instrumentos visuais ou outros que utilizem ópticas avançadas ou outras técnicas, será viável no futuro.

Nos EUA, os prestadores de cuidados primários pediátricos que receberam 2 horas de formação em saúde oral infantil foram igualmente capazes de detetar lesões cavitadas com uma precisão semelhante à dos dentistas pediátricos. [97]

A deteção de lesões cariosas precoces, que é feita por alguns médicos nos EUA [98], é difícil, mas é possível nos dentes maxilares anteriores de bebés e crianças pequenas.

Precisamos de saber mais sobre a melhor forma de educar os prestadores de cuidados de saúde para detectarem sinais precoces de cárie dentária e até que ponto poderão ser eficazes na promoção da remineralização de lesões cariosas precoces. [99]

Além disso, os médicos e outros prestadores de cuidados de saúde podem desempenhar um papel no aconselhamento dos doentes sobre hábitos nutricionais e dietéticos corretos que podem reduzir o risco de desenvolver cáries dentárias.

O consumo frequente de bebidas açucaradas proporciona um fornecimento abundante de alimentos para as bactérias causadoras de cáries nas superfícies dos dentes. Outras abordagens de prevenção da doença, que devem ser investigadas, incluem a instrução de boas práticas de higiene oral; aplicação de vernizes de flúor nos dentes; e a introdução das chamadas bactérias boas para substituir as bactérias más causadoras de cárie numa criança com elevada atividade de cárie. [86]

Uma melhor compreensão do complexo biofilme que existe nas superfícies dos dentes pode ser a chave para um controlo mais eficaz da cárie dentária.

Outra possibilidade que o futuro poderá trazer é a modificação genética das glândulas salivares para aumentar o fluxo ou a secreção de proteínas protectoras, o que poderia alterar a ecologia da cavidade oral e aumentar os mecanismos de defesa na boca[100-102].

Os avanços científicos devem esbater a demarcação entre as práticas dentárias e médicas - a cárie dentária é um problema de saúde que pode ser gerido por uma equipa de prestadores de cuidados de saúde, incluindo dentistas e médicos[102].

Por enquanto, os médicos devem concentrar-se na utilização dos métodos existentes para detetar sinais de cáries precoces e avançadas, e devem aconselhar sobre como prevenir e controlar as cáries nos seus pacientes.

Novas estratégias para tratar a cárie dentária

Nano partículas:

"Nano" é uma palavra grega sinónima de anão, que significa extremamente pequeno. O domínio da nanotecnologia é uma das áreas mais populares para a investigação e o desenvolvimento actuais em praticamente todas as disciplinas. Algumas provas demonstraram a segurança da aplicação de materiais nano-estruturados [103]. A bio-nanotecnologia surgiu com a integração da biotecnologia e da nanotecnologia no desenvolvimento de tecnologias biossintéticas e respeitadoras do ambiente e na síntese de nanomateriais.

Recentemente, com o aumento do conhecimento público sobre os cuidados de saúde no mundo, as pessoas estão cada vez mais preocupadas com o aparecimento de possíveis doenças subsequentes causadas pelas novas tecnologias, incluindo a nanotecnologia e a aplicação de nanomateriais. O desenvolvimento de um processo químico fiável e ecológico para a síntese biogénica de nanomateriais é um aspeto importante da atual investigação em nanotecnologia[104]. A nanotecnologia refere-se, em termos gerais, a um domínio da ciência e tecnologia aplicadas cujo tema unificador é o controlo da matéria à escala atómica e molecular. A nanociência envolve o estudo de materiais à escala nanométrica, entre aproximadamente 1 e 100 nm. As interações metal-micróbio têm um papel importante em várias aplicações biotecnológicas, incluindo os domínios da biomineralização, da biolixiviação e da corrosão microbiana [105, 106]. Os materiais nano-estruturados de base inorgânica e metálica criaram um novo campo de interesse em todas as ciências para investigações contínuas devido às suas propriedades inegavelmente únicas. As suas aplicações já conduziram ao desenvolvimento de novas produções práticas [107]. Nos últimos anos, os materiais nano-estruturados têm merecido uma atenção considerável devido às suas propriedades físicas e químicas únicas, às suas propriedades biológicas e à sua funcionalidade, devido ao seu tamanho à escala nanométrica, e têm suscitado grande interesse e aplicações importantes nos domínios da ótica e da biomedicina [108, 109].

Um aspeto importante da nanotecnologia é o desenvolvimento de uma síntese sem toxicidade de nanopartículas metálicas, o que constitui um grande desafio. Os segredos descobertos na natureza conduziram ao desenvolvimento de abordagens biomiméticas para o crescimento de nanomateriais avançados [110]. A interação das nanopartículas com biomoléculas e microrganismos é um campo de investigação em expansão. Muitas investigações centraram-se no seu efeito bactericida e nas suas aplicações no domínio dos plásticos e da saúde [111]. Nos últimos anos, tem-se observado um rápido aumento de micróbios resistentes aos antibióticos convencionalmente utilizados [112]. Com o aparecimento e o aumento de organismos microbianos resistentes a múltiplos antibióticos e a ênfase contínua nos custos dos cuidados de saúde, muitos investigadores tentaram desenvolver reagentes antimicrobianos novos e eficazes, isentos de resistência e de custos. Estes problemas e necessidades levaram ao ressurgimento da utilização de anti-sépticos de dimensão nanométrica que podem estar associados a uma atividade de largo espetro e a uma propensão muito menor para induzir resistência microbiana do que os antibióticos [113]. Estudos recentes demonstraram que nanopartículas de óxido metálico especialmente formuladas têm uma boa atividade antibacteriana [114] e que as formulações antimicrobianas compostas por nanopartículas podem ser materiais bactericidas eficazes [115,116]. Os materiais antimicrobianos combatem as bactérias e retardam, reduzem ou evitam a formação de biofilmes nos materiais. Existem diferentes estratégias para atingir este objetivo. De um modo geral, as propriedades antimicrobianas dos (bio)materiais podem ser obtidas através da introdução de agentes como a prata [117] ou um ou mais antibióticos nos materiais. Os micróbios são subsequentemente mortos após o contacto com os materiais ou através da lixiviação dos agentes antimicrobianos para o ambiente corporal [118].

As estirpes resistentes de microrganismos não se desenvolverão se aplicarmos formulações à base de nanopartículas nos seus meios de cultura. Em testes laboratoriais com nanopartículas, as bactérias, os vírus e os fungos foram mortos em poucos minutos após o contacto [109]. O tamanho das nanopartículas metálicas garante que uma área de superfície significativamente grande das partículas está em contacto com o efluente bacteriano. Considerando um caso hipotético com partículas esféricas de tamanho uniforme, uma redução do tamanho das partículas de ~10 μm para 10 nm aumentará a área da superfície de contacto em 10^9. Espera-se que uma superfície de contacto tão grande aumente a extensão da eliminação bacteriana. No entanto, a pequenez em si mesma não é o objetivo. A síntese e a caraterização de materiais à escala nanométrica em termos de novas propriedades físico-químicas são de grande interesse para a formulação de materiais bactericidas [119].

Devido à enorme energia livre de superfície, as nanopartículas ligam-se fortemente a outros materiais ou umas às outras (aglomeração). Estes efeitos podem ser explorados em aplicações de nanopartículas em massa [120]. Na medicina dentária de restauração, tem havido também um interesse crescente na utilização de nanopartículas para melhorar as propriedades das restaurações dentárias [121]. Este artigo de revisão incide sobre os materiais nanoestruturados inorgânicos mais utilizados com bom potencial de atividade antimicrobiana e sobre o efeito dos nanocompósitos nas propriedades dos biomateriais dentários.

MATERIAIS NANO-ESTRUTURADOS E SUAS APLICAÇÕES

A nanotecnologia inclui a integração destas estruturas à escala nanométrica em componentes e sistemas materiais de maiores dimensões, mantendo o controlo e a construção de materiais novos e melhorados à escala nanométrica. Para além disso, estes nanomateriais também apresentam diferentes morfologias interessantes, como esferas, tubos, varetas e prismas. Nanopartículas inorgânicas incluindo as baseadas em óxidos metálicos (óxido de zinco, óxido de ferro, dióxido de titânio e óxido de cério), metais (ouro, prata e ferro, cobre e magnésio) e pontos quânticos (sulfureto de cádmio e seleneto de cádmio) [122, 123]. Além disso, foram utilizadas nano-partículas de dióxido de silício e de óxido de alumínio [124]. Os nanomateriais de alginato também podem ser utilizados como agentes antimicrobianos [125]. Também são fabricadas misturas de diferentes fases. A prata tem sido utilizada, mas as nanopartículas de prata provaram ser mais eficazes, uma vez que têm uma boa eficácia antimicrobiana contra bactérias, vírus e outros microrganismos eucarióticos [118].

Devido à sua pequena dimensão, as nanopartículas podem oferecer outras vantagens no domínio biomédico através de uma melhor biocompatibilidade [126]. Além disso, parece que é muito menos provável que as bactérias adquiram resistência às nanopartículas metálicas do que a outros antibióticos convencionais e de espetro estreito. Pensa-se que isto acontece porque os metais podem atuar sobre uma vasta gama de alvos microbianos, devendo ocorrer muitas mutações para que os microrganismos resistam à sua atividade antimicrobiana. A forma também pode afetar a atividade das nanopartículas [127].

Outros metais têm sido utilizados há séculos como agentes antimicrobianos. O cobre, o ouro, o titânio e o zinco têm atraído particular atenção, tendo cada um deles propriedades e espectros de atividade antimicrobiana diferentes [128, 129]. A ampla atividade antibacteriana da nanoprata reduz a infeção dos doentes, a dependência da utilização de antibióticos e os custos associados. É possível melhorar a estabilização e o prolongamento dos efeitos antibacterianos dos revestimentos de nanoprata em aplicações médicas para prevenir infecções e inflamações. Por último, com a adoção generalizada da nano-prata, subsistem várias preocupações sobre a toxicidade, que devem ser abordadas [130]. A utilização da prata tem sido severamente limitada pela toxicidade dos iões de prata para os seres humanos. No entanto, a nanotecnologia facilitou a produção de partículas de prata mais pequenas com rácios cada vez maiores de área de superfície/volume, maior eficácia contra as bactérias[131] e, mais importante ainda, menor toxicidade para os seres humanos[132]. Os mecanismos subjacentes às impressionantes propriedades biológicas da nanoprata ainda não são compreendidos e esta é uma prioridade para a investigação futura in vivo [130].

Foram introduzidas partículas de prata e de titânio em compósitos dentários, para introduzir propriedades antimicrobianas e aumentar a biocompatibilidade dos compósitos [133]. A nanoprata, que inclui nanopartículas de prata, está a suscitar interesse para uma série de aplicações biomédicas devido à sua potente atividade antibacteriana. Foi recentemente demonstrado que a nano-prata tem efeitos anti-inflamatórios úteis. As nanopartículas de prata, ou nano-prata, são aglomerados de átomos de prata com diâmetros que variam entre 1 e 100 nm e estão a suscitar interesse como agentes antibacterianos e antimicrobianos para aplicações médicas [130]. Além disso, a nano-prata apresenta propriedades biológicas notáveis, tais como actividades antivirais [134]. A ação da nano-prata depende da inibição da fusão ou da entrada do vírus na célula hospedeira, uma vez que o bloqueio da entrada do VIH nas suas células-alvo pode levar à supressão da infecciosidade viral, da replicação e da citotoxicidade induzida pela interação vírus-célula [135]. Para além dos inibidores da fusão, os agentes virucidas são também urgentemente necessários para a prevenção do VIH/SIDA, uma vez que inactivam diretamente as partículas virais (viriões), impedindo assim a conclusão do ciclo de replicação do vírus. Os agentes virucidas diferem dos medicamentos virustáticos na medida em que actuam direta e rapidamente através da lise das membranas virais em contacto ou através da ligação às proteínas de revestimento do vírus [136]. As nanopartículas de prata são virucidas eficazes, uma vez que inactivam as partículas de VIH num curto período de tempo, exercendo a sua atividade numa fase precoce da replicação viral (entrada ou fusão) e em fases posteriores à entrada [137].

A propriedade antimicrobiana da prata está relacionada com a quantidade de prata e a taxa de libertação de prata. A prata no seu estado metálico é inerte, mas reage com a humidade da pele e o fluido da ferida e ioniza-se. A prata ionizada é altamente reactiva, uma vez que se liga às proteínas dos tecidos e provoca alterações estruturais na parede celular bacteriana e na membrana nuclear, levando à distorção e morte da célula [138]. Os possíveis mecanismos subjacentes à ação da prata metálica, iões de prata e nanopartículas de prata foram propostos de acordo com as alterações morfológicas e estruturais encontradas nas células bacterianas [135]. O efeito dos iões de prata nas bactérias pode ser observado através das alterações estruturais e morfológicas. Pensa-se que os iões de prata interagem com os três principais componentes das células bacterianas para produzir o efeito bactericida: a parede celular de peptidoglicano [139] e a membrana plasmática [140], o ADN bacteriano [141] e as proteínas bacterianas, especialmente as enzimas envolvidas em processos celulares vitais, como a cadeia de transporte de electrões [139]. Foi relatado que os iões de prata causam a lise de células bacterianas [134].

Além disso, é referido que os metais pesados reagem com as proteínas ligando-se ao grupo tiol e as proteínas são inactivadas [142]. As nanopartículas de prata apresentam uma propriedade antimicrobiana eficaz em comparação com outros sais devido à sua área de superfície extremamente grande, que proporciona um melhor contacto com os microrganismos [134]. Estudos demonstraram que a carga positiva do ião metálico é fundamental para a atividade antimicrobiana das nanopartículas de prata, permitindo a interação eletrostática entre as membranas celulares bacterianas carregadas negativamente e as nanopartículas carregadas positivamente [124]. Panacek et al.[143] e Pal et al.[127] apresentaram um protocolo de um só passo para a síntese de nanopartículas de coloide de prata. Verificaram uma elevada atividade antimicrobiana e bactericida das nanopartículas de prata em bactérias Gram-positivas e Gram-negativas, incluindo estirpes multirresistentes como o Streptococcus aureus resistente à meticilina. Verificou-se que a atividade antibacteriana das nanopartículas de prata era dependente do tamanho, e as nanopartículas de 25 nm possuíam a maior atividade antibacteriana. No entanto, as nanopartículas eram tóxicas para as células bacterianas a uma baixa concentração de 1,69 µg/mL Ag.

Um estudo comparativo da nanoprata, do nitrato de prata e do cloreto de prata revelou que as nanopartículas de prata apresentaram uma maior potência antibacteriana do que os iões de prata livres [144]. A prata tem sido utilizada desde tempos imemoriais sob a forma de prata metálica, nitrato de prata e sulfadiazina de prata para o tratamento de queimaduras, feridas e várias infecções bacterianas [135]. Este facto sugere que a nanoprata tem propriedades antibacterianas intrínsecas que não dependem da eluição de Ag^+. A nano-prata apresenta efeitos antibacterianos contra um grande número de espécies bacterianas. A nano-prata contribui para a atividade antibacteriana de largo espetro. Além disso, a resistência bacteriana à prata elementar é extremamente rara

[145]. As nanopartículas de prata foram grandemente influenciadas pela concentração da solução de AgNO3. Tipicamente, as nanopartículas de prata estavam bem dispersas nos nanotubos de óxido de vanádio, com um tamanho que variava entre 3 e 10 nm. Os testes antibacterianos correspondentes demonstraram que os nanotubos de óxido de vanádio sintetizados apresentavam uma forte atividade antibacteriana contra Escherichia coli[146].

Existe pouca informação disponível sobre os efeitos antibacterianos dos iões de prata e das nanopartículas de prata em condições anaeróbias. O crescimento da atividade antibacteriana das bactérias testadas em condições anaeróbias. Estes resultados sugerem que a zeólita de prata pode ser um veículo útil para fornecer atividade antibacteriana a materiais dentários, mesmo em condições anaeróbias, como no fundo da bolsa periodontal. A zeólita de prata foi avaliada contra uma gama de espécies orais anaeróbias obrigatórias e facultativas. As espécies Gram-negativas (Porphyromonas gingivalis, Prevotella intermedia e Aggregatibacter actinomycetemcomitans) demonstraram ser mais susceptíveis do que as espécies Gram-positivas (*S. mutans, S. sanguinis* e *Actinomyces viscosus*)[147].

No que diz respeito às nanopartículas, as propriedades antimicrobianas do cobre também foram objeto da maior atenção. Ambos foram revestidos ou incorporados em vários materiais [148]. Foi demonstrada uma relação inversa entre a dimensão das nanopartículas e a atividade antimicrobiana: as nanopartículas com uma dimensão de 1-10 nm têm a maior atividade bactericida contra as bactérias [149]. O óxido de cobre é mais barato do que a prata, facilmente misturado com polímeros e relativamente estável em termos de propriedades químicas e físicas. As nanopartículas de óxido de cobre foram caracterizadas física e quimicamente e investigadas no que respeita às suas potenciais aplicações antimicrobianas. Verificou-se que as nanopartículas de CuO geradas por tecnologia de plasma térmico possuem um tamanho de partícula de 20 a 95 nm, com uma área de superfície média de 15,7 m2/g. As nanopartículas de CuO em suspensão demonstraram ter atividade contra uma série de agentes patogénicos bacterianos. No entanto, em comparação com o CuO, as nanopartículas de prata apresentaram uma maior atividade bactericida. Tal como a prata, os estudos de nanopartículas de CuO incorporadas em polímeros sugerem que a libertação de iões pode ser necessária para uma destruição óptima [150].

Nanopartículas em aplicações dentárias

A maioria dos tratamentos dentários torna-se necessária quando os germes patogénicos colonizam a dentina e o esmalte, os espaços marginais entre a dentina e o esmalte e as restaurações dentárias, restauração e materiais protéticos, bem como os tecidos moles vizinhos [151]. Em particular, as bactérias como S. mutans e S. lactobacilli produzem ácidos, que causam cáries dentárias extensas e danos graves nos tecidos duros. Assim, quando um canal radicular é preenchido com materiais de preenchimento inertes conhecidos, os germes que permanecem no canal causarão gradualmente um processo inflamatório após o preenchimento, o que torna necessário um novo tratamento ou leva à perda total dos dentes. Os materiais dentários antimicrobianos são frequentemente utilizados para evitar estes tratamentos destrutivos[148]. A ação antimicrobiana é mais frequentemente conseguida através da adição de ingredientes antimicrobianos activos ao material dentário. Seria desejável um material de restauração que possuísse propriedades antibacterianas e inibisse o crescimento bacteriano à volta da restauração. Como meio de reduzir a adesão bacteriana e fúngica aos materiais e dispositivos dentários, as nanopartículas de prata estão a ser investigadas para uma série de aplicações possíveis, por exemplo, a incorporação em materiais de prótese e adesivos ortodônticos [152].

Surgiram materiais dentários com atividade antimicrobiana, tais como materiais de obturação, cimentos, selantes, materiais para restaurações temporárias, materiais de revestimento e adesivos [153]. Um problema é que as propriedades físicas e químicas do material dentário, tais como as suas propriedades mecânicas ou o comportamento de endurecimento, não devem ser afectadas pela adição dos ingredientes activos. A libertação dos ingredientes activos numa quantidade eficaz e durante um período de tempo alargado e clinicamente relevante também tem de ser assegurada [150]. A incorporação de nanopartículas de prata em adesivos de colagem foi bem sucedida tanto a nível físico como antimicrobiano [153].

Os iões de prata têm sido considerados como componentes antibacterianos em compósitos de resina dentária [154]. O condicionador de tecidos modificado combinado com nanopartículas de prata apresentou propriedades antimicrobianas contra S. aureus, S. mutans e C. albicans incorporadas após uma incubação de 24 ou 72 horas [155]. Os materiais de resina composta fluida fotopolimerizável podem funcionar como um produto antimicrobiano através da adição de hidrossol de prata. O hidrossol de prata pode ser libertado (a um ritmo constante ao longo do tempo) a partir da matriz de resina composta. Nanopartículas de lodo foram adicionadas ao adesivo polimérico para melhorar a eficiência da condução eléctrica [156]. Recentemente, foram desenvolvidas nanopartículas de amónio quaternário poli (etileno imina) (QA-PEI) para uma atividade antibacteriana adicional das resinas compostas restauradoras. As nanopartículas QA-PEI inibiram completamente o crescimento de S. mutans, e a sua atividade antibacteriana durou pelo menos 3 meses [157].

As propriedades eléctricas e de flexão dos compósitos epoxídicos preenchidos com nanopartículas de prata foram melhoradas [158]. A incorporação de nitrato de prata e nanopartículas de prata (AgNPs) reduziu significativamente a adesão de *C. albicans* à superfície da resina acrílica, sugerindo que os materiais de base de dentadura combinados com AgNPs podem ser uma abordagem potencial para prevenir a estomatite de dentadura [159]. Há uma série de factores que devem ser considerados nos compósitos epoxídicos preenchidos com nanopartículas de prata, tais como a concentração de carga, a forma e o tamanho da carga e a composição da carga para modificar as propriedades dos compósitos poliméricos preenchidos com metal [158].

Os zeólitos antimicrobianos de prata-zinco foram adicionados em baixas percentagens ao polimetacrilato de metilo[160]. Também pode ser utilizada como uma alternativa valiosa para reduzir a contaminação microbiana de condicionadores de tecidos, bases de dentaduras de resina acrílica e placas de base acrílica de aparelhos ortodônticos amovíveis. As zeólitas são estruturas cristalinas de silicato de alumínio. A adição de

2,5% de zeólitos aos materiais resultou numa diminuição da resistência à flexão e da resistência ao impacto [161-162]. As nanopartículas de zeólito de prata foram incorporadas em enxaguantes bucais e pastas de dentes [161]. Atualmente, o citrato ou acetato de zinco em pó tem sido incorporado para controlar a formação da placa dentária. O dióxido de titânio em pó também é vulgarmente utilizado como branqueador em pastas dentífricas [127]. Além disso, as nanopartículas podem ser utilizadas eficazmente noutros materiais, incluindo hidrogéis [163].

Uma variedade de cimentos dentários permanentes pode ser impregnada com hidrossol de prata, incluindo cimentos de resina epoxídica, ionómero de vidro e cimentos de ionómero de vidro modificados por resina (utilizados em coroas de cimento permanentes e trabalhos de pontes). Qualquer número de cimentos dentários permanentes comummente utilizados pode também ser facilmente combinado com a solução de hidrossol de prata. Ao adicionar o hidrossol de prata a estes cimentos, é possível proporcionar um ambiente bacteriostático antimicrobiano dinâmico e contínuo, capaz de reduzir a carga biológica bacteriana e, consequentemente, a inflamação, infeção e sensibilidade pós-operatórias, que são particularmente importantes nos dentes vitais [155]. Foi desenvolvido um novo cimento de ionómero de vidro antibacteriano contendo sais de amónio poli quaternário. Todos os cimentos contendo sais de amónio poli quaternário mostraram uma atividade antibacteriana significativa, acompanhada por uma redução da resistência à compressão inicial. Além disso, concluiu-se que o cimento experimental é uma restauração dentária clinicamente atractiva devido à sua elevada resistência mecânica e função antibacteriana [164].

Os pós de moldagem de alginato podem ser misturados com água que contenha hidrossol de prata para criar um material de moldagem que tenha atividade antimicrobiana. Isto irá reduzir a contaminação cruzada microbiana por bactérias, leveduras, outros fungos e vírus para o modelo de gesso a partir da impressão infetada [163]. Os cimentos/selantes antimicrobianos para canais radiculares com a adição de hidrossol de prata diluído são úteis na obturação permanente do canal radicular após a remoção da polpa infetada e a colocação de medicamentos.

A observação ao microscópio eletrónico de varrimento (SEM) da dispersibilidade do agente antimicrobiano nano-inorgânico fosfato de prata-zircónio (SZP) em materiais de revestimento macio de próteses de silicone indicou que os nano-grânulos inorgânicos estavam bem distribuídos no substrato de silicone. A análise dos elementos demonstrou a distribuição uniforme do zircónio e da prata, o que confirmou que não existiam nanoaglomerados óbvios e, por sua vez, verificou a excelente dispersibilidade do SZP no silicone testado [165]. A análise por microscopia eletrónica de transmissão (TEM) e a espetroscopia de adsorção atómica revelaram que as nanopartículas de prata são compatíveis com a formulação acrílica e permanecem bem dispersas no material final. As nanopartículas de prata não têm qualquer efeito prejudicial na cinética de fotopolimerização e verificou-se que a incorporação de nanopartículas reduz o brilho dos revestimentos curados por radiação ultravioleta [166].

Os esforços de investigação estão atualmente orientados para a eliminação ou redução da infeção dos dispositivos médicos. As estratégias para prevenir a formação de biofilmes incluem a modificação físico-química da superfície do biomaterial para criar superfícies anti-adesivas, a incorporação de agentes antimicrobianos nos polímeros dos dispositivos médicos, alternativas de conceção mecânica e libertação de antibióticos [167]. Neste contexto, as nanopartículas de óxido de zinco foram submetidas a ensaios in vitro em sistemas de cultura de biofilme. Foi demonstrado que as nanopartículas de óxido de zinco misturadas numa variedade de compósitos inibem significativamente o crescimento do biofilme de S. sobrinus durante um período de teste de três dias [128]. Kishen et al.[168] demonstraram uma redução do número de *E. faecalis* aderidos à dentina na superfície do canal radicular tratada com nanopartículas antibacterianas catiónicas, como o óxido de zinco isolado ou a combinação de óxido de zinco e nanopartículas de quitosano. Em teoria, este tratamento de superfície poderia prevenir a recolonização bacteriana e a formação de biofilme in vivo.

As partículas de tamanho nano e micro baseadas no elemento silício para a entrega rápida de capacidades antimicrobianas e anti-adesivas ao local desejado dentro da cavidade oral têm recebido muita atenção [168]. Algumas empresas têm utilizado sílica (dióxido de silício, SiO2) com um tamanho de partícula dentro da definição de nanopartículas em pastas dentífricas há muitos anos, e algumas estão agora a procurar ativamente novas direcções nesta área através da utilização de tecnologia de silício poroso/silício nanocristalino para transportar e fornecer antimicrobianos como o triclosan [128].

As propriedades mecânicas das nanopartículas de SiO2 foram melhoradas mesmo com um baixo teor de carga [169]. Os compósitos dentários preenchidos com nanopartículas podem apresentar uma maior resistência à fratura e adesão ao tecido dentário [170]. A utilização de nanopartículas de sílica para polir a superfície do dente pode ajudar a proteger contra danos causados por bactérias cariogénicas, presumivelmente porque as bactérias podem ser removidas mais facilmente. Este facto foi investigado em dentes humanos in vivo [171]. Foi demonstrado que as superfícies modificadas reduzem a fixação e o crescimento de C. albicans, sendo o maior efeito observado com partículas de 7 e 14 nm. Estes efeitos podem ser atribuídos à topografia da superfície ou à dissolução lenta da sílica ligada. Este tratamento tem as vantagens de não ser tóxico, ser simples de aplicar e ser adaptável a superfícies tridimensionais [128].

Foi demonstrado que os vidros bioactivos do sistema SiO2-Na2O-CaO-P2O5 possuem atividade antimicrobiana através da libertação de espécies alcalinas iónicas ao longo do tempo e estão a ser considerados como desinfectantes da dentina para oferecer uma alternativa ao hidróxido de cálcio. As que se apresentam sob a forma de nanopartículas amorfas com um tamanho de 20 a 60 nm podem apresentar uma vantagem em relação ao material de tamanho mícron, porque a diminuição do tamanho das partículas de vidro deve aumentar a libertação iónica para a suspensão e melhorar a eficácia antimicrobiana. A atividade antimicrobiana foi avaliada contra *E. faecalis*, um agente patogénico frequentemente isolado de infecções dos canais radiculares. A eficácia de eliminação das partículas nanométricas foi também significativamente superior [172].

Por conseguinte, as nanopartículas podem melhorar as propriedades mecânicas, tais como a resistência ao desgaste e a dureza da superfície dos materiais de restauração dentária [173]. A principal diferença entre as partículas nanométricas e micrométricas reside no facto de as nanopartículas terem uma área de superfície específica significativamente maior, o que facilita grandemente a transferência de carga da matriz polimérica para as nanopartículas [174]. Como resultado, o sistema híbrido reforçado com nanopartículas apresenta maior rigidez e melhor resistência ao desgaste [175].

As nanopartículas de TiO2 contendo ionómero de vidro (3% e 5%, W/W) mostraram uma melhor resistência à fratura, resistência à flexão e resistência à compressão em comparação com o ionómero de vidro não modificado. No entanto, verificou-se uma diminuição das propriedades mecânicas para as nanopartículas de TiO2 contendo ionómero de vidro (7%, W/W). O ionómero de vidro contendo nanopartículas de TiO2 (5% e 7%, W/W) comprometeu a microdureza da superfície. O tempo de presa do ionómero de vidro contendo nanopartículas de TiO2 é aceite e cumpre os requisitos dos cimentos à base de água. A adição de nanopartículas de TiO2 ao ionómero de vidro convencional não comprometeu a sua resistência de união à dentina nem a libertação de flúor do ionómero de vidro. As nanopartículas de TiO2 contendo ionómero de vidro possuíam a atividade antibacteriana mais potente contra S. mutans em comparação com o ionómero de vidro não modificado [176].

As nanopartículas surgiram como um dos agentes antibacterianos mais eficazes devido às suas grandes áreas de superfície e rácios de volume. Podem ser utilizadas como inibidores eficazes do crescimento de vários microrganismos. Além disso, os nanomateriais podem ser modificados para obter uma melhor eficiência e facilitar as suas aplicações em diferentes domínios, como os biomateriais e a medicina. Os efeitos antibacterianos, físicos e clínicos a longo prazo das nanopartículas em biomateriais dentários e médicos devem ser investigados em estudos futuros.

Atividade antimicrobiana e antibiofilme de nano partículas de prata, dióxido de titânio e ferro em sinergia

A cárie dentária é um importante problema de saúde pública. É uma doença multifatorial causada por um pH baixo durante um tempo prolongado na placa bacteriana, levando o esmalte à desmineralização. [177]

A placa dentária é um biofilme natural constituído por várias espécies bacterianas e uma matriz extracelular com glucanos solúveis e insolúveis. É afetada por numerosos factores externos, como a dieta, a composição da saliva e a taxa de fluxo salivar[178]. [178] As bactérias acidogénicas, tais como Streptococcus mutans, Streptococcus sanguinis e Lactobacilli, são consideradas como os factores que contribuem para a cárie dentária. Num biofilme, diferentes espécies bacterianas existem em estreita proximidade umas das outras. Os estreptococos são os principais colonizadores dos biofilmes iniciais do esmalte.

Os métodos mecânicos, como a escovagem dos dentes, podem remover a placa bacteriana, mas dependem diretamente das capacidades individuais e são problemáticos em doentes deficientes ou traumatizados. A utilização de métodos adjuvantes, como os elixires bucais, é eficaz na prevenção da acumulação de placa[179]. No entanto, os elixires bucais de rotina, como a clorexidina, têm desvantagens que incluem a coloração do esmalte, perturbações do paladar e irritação da mucosa[180]. Os antibióticos, como a penicilina, as cefalosporinas e a vancomicina, são eficazes contra as bactérias, mas foram observados efeitos secundários e uma elevada resistência aos antibióticos. Por conseguinte, a procura de um agente antimicrobiano alternativo com efeitos secundários mínimos parece ser bastante razoável.

As nanopartículas metálicas são utilizadas há muito tempo na medicina devido aos seus efeitos bactericidas e bacteriostáticos [181, 182]. [181, 182] As propriedades antibacterianas dos iões metálicos dependem da sua área de contacto superficial. A diminuição do tamanho das nanopartículas (<100 nm de diâmetro) e o aumento da área de superfície aumentam as interações com moléculas orgânicas e inorgânicas.

A prata e o ferro provocam alterações estruturais na membrana celular[183]. Os iões de prata induzem a inativação de funções fisiológicas críticas, tais como a síntese da parede celular, o transporte na membrana, a síntese e tradução de ácidos nucleicos (ARN e ADN), a dobragem e função das proteínas e o transporte de electrões. Na medicina dentária, o nitrato de prata foi uma das primeiras substâncias sugeridas para o tratamento da cárie dentária. Até à data, são poucos os estudos [184] que determinaram os efeitos antimicrobianos das nanopartículas contra bactérias cariogénicas e da doença periodontal em condições orais simuladas. Além disso, o efeito sinérgico das nanopartículas não foi objeto de uma avaliação exaustiva.

Este estudo comparou os efeitos antimicrobianos da clorexidina, penicilina, eritromicina, clindamicina, tetraciclina e vancomicina com nanopartículas de prata, dióxido de titânio e ferro, considerando também os efeitos sinérgicos antibacterianos e antibiofilme das nanopartículas em estirpes clínicas e padrão de *S. mutans* e *S. sanguinis*.

Capítulo 3

Material e métodos

Condições clínicas dos doentes e fontes bacterianas - Sessenta e seis crianças iranianas em idade pré-escolar, com idades compreendidas entre os 3 e os 5 anos, que foram encaminhadas para a faculdade de medicina dentária de Kerman, foram incluídas neste estudo durante 6 meses. O consentimento para a participação foi obtido de pelo menos um dos pais antes do estudo, de acordo com as diretrizes éticas da Declaração de Helsínquia (1975).

Foram recolhidas amostras de indivíduos com diagnóstico de cárie baseado na captura de um explorador dentário numa cavitação na superfície do dente e em radiografias bitewing. Estes critérios eliminariam a lesão de mancha branca, mas incluiriam, como cárie, defeitos de superfície como sulcos de desenvolvimento. [185] Sessenta e seis espécimes foram obtidos da saliva e dos dentes de indivíduos com cárie dentária. As amostras de saliva não estimuladas foram recolhidas com uma zaragatoa de algodão estéril da área sublingual da boca até ficarem saturadas. As amostras dos dentes (placa bacteriana) foram recolhidas com um palito esterilizado; o palito foi colocado em cada local aproximado e depois passado ao longo da margem gengival para o local aproximado seguinte, tanto nos dentes superiores como nos inferiores. As amostras de zaragatoa e de palito foram colocadas em frascos separados de 1,0 ml de líquido de transporte reduzido e depois processadas.[186] Diluições adequadas de amostras de saliva e de placa bacteriana foram colocadas em placas de ágar de sacarose MM10.[187] Após 3 dias de incubação anaeróbia (85% N_2, 10% CO_2 e 5% H_2), foram selecionadas colónias presumivelmente de S. sanguinis foram selecionadas a partir do ágar de sacarose MM10 com base na sua morfologia de colónia firme, aderente e em forma de estrela[188, 189]. As colónias discretas foram então isoladas a partir de subculturas e colocadas no meio adequado para a deteção da hidrólise da arginina e da falta de fermentação do manitol (a fermentação do manitol diferencia os estreptococos mutans de *S. sanguinis*). Como controlo, foi utilizada a estirpe protótipo de S. sanguinis (ATCC 10556) e S. mutans ATCC 25175.

Reação em cadeia da polimerase (PCR) - Todos os 66 isolados foram testados por PCR para confirmação dos testes bioquímicos. A PCR foi efectuada para detetar o *S. mutans* e *o S. sanguinis* utilizando os pares de primers. [190]

Estes primers foram:
5-GqaGCACCACAACATTGGGAAGCTCAGTT

e 5-GGAATGGCCGCTAAGTCAACAGGAT para S. mutans
produzindo:

433 pb e GGATAGTGGCTCAGGGGCAGCCAGTT e GAACAGTTGCTGGACTTGCTTGTC para *S. sanguinis*.

O amplicon tinha um tamanho de 313 pb (Fig. 12). A especificidade das sequências dos primers candidatos na base de dados foi verificada por análise de blastos (http://www.ncbi.nlm.nih.gov/GenBank). O ADN genómico foi isolado com o kit de isolamento genómico, tal como descrito pelo fabricante. A PCR de DNA ladder foi realizada com 1 μL de DNA molde, primers F e R (20 pM) 0,7 μL, DNA 0,8 μL, master mix 8 μL, DDW 5,8 μL e 3 U de LA Taq polimerase. A amplificação do DNA foi conduzida em ciclo térmico de gradiente de temperatura com temperatura inicial de desnaturação de 94°C por 5 minutos, 30 ciclos de 94°C por 35 segundos, temperatura de recozimento de 60°C por 35 segundos, respetivamente, seguidos de extensão a 72°C por 40 segundos e a etapa final de extensão foi fixada em 72°C por 5 minutos.

Preparação de suspensões bacterianas - Foram efectuadas experiências antimicrobianas com 66 isolados clínicos, S. mutans (ATCC 25175) e S. sanguinis (ATCC 10556) do Instituto Pasteur, Teerão, Irão. Foram submetidos a subcultura em ágar sangue de carneiro a 5%. Inicialmente, cinco a seis colónias de uma cultura nocturna foram diluídas em caldo de infusão de cérebro e coração e incubadas em condições ambientais aeróbias durante 1-2 horas a 35°C para atingir a concentração de $1,5 \times 10^8$ CFU/ml. As colónias foram então diluídas com solução salina até uma concentração final de $1,5 \times 10^6$ CFU/ml.

Preparação de nanopartículas

Foram utilizadas nanopartículas incluindo TiO2 (nanoTiO2), Ag (nano Ag) e Fe3O4 (nano Fe). De acordo com o fornecedor, as nanopartículas apresentavam um grau de pureza superior a 99% após a ignição. As nanopartículas foram adicionadas a uma solução à base de água na Universidade de Ciências Médicas de Shiraz, Shiraz, Irão. As nanopartículas foram caracterizadas por espetroscopia de ultravioleta-visível e posteriormente examinadas por um analisador de tamanho de partículas (Zetasizer) para determinar a sua distribuição de tamanho. O tamanho médio das nanopartículas variou entre 30 e 45 nm. As soluções coloidais contendo nanopartículas foram preparadas com uma concentração inicial de 20 ppm e foram esterilizadas em autoclave de gravidade antes dos testes antimicrobianos. O efeito sinérgico das nanopartículas foi medido com uma concentração igual (20 ppm) de cada nanopartícula.

Teste antimicrobiano

A concentração mais baixa de cada agente antimicrobiano que inibe o crescimento dos microrganismos testados é conhecida como concentração inibitória mínima (CIM) e é detectada pela ausência de turvação, em comparação com um controlo negativo. Além disso, a concentração bactericida mínima (CBM) é definida como a concentração mais baixa de um agente que mata a maioria dos inóculos bacterianos. As CIMs para as soluções experimentais foram avaliadas utilizando um método de microdiluição espectrofotométrica (SMM) e turbidez. Para cada estirpe, utilizámos uma placa ELISA de 96 poços e as soluções foram coloridas com resazurina para gerar um tabuleiro de xadrez, a linha 1 foi preenchida com soluções de controlo (clorexidina) e, a partir da linha 2, com as soluções experimentais. A linha 8 foi utilizada para assegurar a viabilidade das estirpes de bactérias, a esterilidade das soluções experimentais e a esterilidade do meio. As soluções foram submetidas a uma série de diluições e inseridas nas colunas 1 a 12. Os poços da linha 1 foram preenchidos com 140 μL de BHI (ágar de infusão de cérebro e coração), 50 μl de solução de controlo e 10 μl de cultura bacteriana de crescimento exponencial (cerca de 108 unidades formadoras de colónias/mL). Os poços da fileira 2 foram preenchidos com 100 μl de BHI, 100 μl de soluções experimentais e 10 µl de cultura de crescimento exponencial. A placa foi incubada a 37°C por 18 horas, e a absorbância de cada poço foi determinada usando um leitor automático de bandeja ELISA (Readwell Plate) ajustado a 630 nm, antes e depois da incubação. Em seguida, todos os poços foram preenchidos com o indicador de oxidação-redução resazurina para assegurar a verdadeira viabilidade da atividade antimicrobiana[191].

O valor da CIM foi expresso como a concentração mais baixa que inibia o crescimento bacteriano. As concentrações bactericidas mínimas (CBM) foram determinadas quando as alíquotas dos poços de CIM não apresentaram crescimento bacteriano visível em placas com ágar de infusão Brain Heart e incubadas a 37°C durante 24 horas. A CBM é definida como a concentração mais baixa de agente antibacteriano que mata os microrganismos. Todos os testes foram efectuados em triplicado. Estes testes foram realizados para nanopartículas de ferro, prata, titânio e 0,2% de clorexidina como controlo.

Teste de diluição em ágar

As CMI foram determinadas por um método de diluição em ágar, utilizando ágar Mueller-Hinton suplementado com 5% de sangue de ovelha e contendo diluições em série de duas vezes dos vários agentes antimicrobianos. As placas foram inoculadas com 10^4 CFU/ponto com um inoculador multiponto e incubadas durante 18 horas a 35°C. A penicilina, a eritromicina, a clindamicina, a tetraciclina e a vancomicina foram utilizadas como pós de referência de potência conhecida para utilização laboratorial. [192]

Staphylococcus aureus ATCC 29213 foi utilizado como organismo de controlo. As concentrações dos pontos de rutura de suscetibilidade estavam de acordo com as normas para estreptococos, exceto *Streptococcus pneumoniae*, recomendadas pelo National Committee for Clinical Laboratory standards (NCCLS).

Efeito bactericida no tempo

Para determinar o tempo necessário antes de iniciar o efeito bactericida, 50 ml de cada amostra de teste foram misturados com 50 ml de suspensões bacterianas (contendo 5 × 10^3 colónias). Após 1 e 5 minutos, a cultura foi efectuada em ágar sangue. Após incubação durante a noite a 37°C, as colónias restantes foram contadas. [193]

Efeitos das nanopartículas no biofilme maduro

As estirpes estreptocócicas, bem como a saliva não estimulada, foram cultivadas como biofilmes utilizando placas de microtitulação de fundo plano de poliestireno em TSB (caldo de soja tripticase) mais 1% de sacarose para as bactérias e a 1% de sacarose para a saliva. Após 24 horas de incubação a 37°C a 5% de CO2, as células em fase planctónica foram cuidadosamente removidas e os poços foram lavados com solução tampão fosfato (PBS) e preenchidos com 200 µl de diluições de duas vezes das nanopartículas em 30% TSB mais 1% de sacarose, ou 30% TSB mais 1% de sacarose (controlo). As placas foram incubadas durante 24 horas a 37°C a 5% de CO2. A OD600 foi medida no tempo 0 e após incubação durante 24 horas por espetrofotometria, utilizando um leitor ELISA. A concentração inibitória de biofilme (BIC) foi determinada como a concentração mais baixa em que não ocorreu crescimento no fluido sobrenadante, confirmado pela ausência de aumento da densidade ótica em comparação com a leitura inicial. Para a determinação da concentração de erradicação de biofilme (BEC), amostras de biofilmes do fundo destes poços foram raspadas com uma ansa metálica, espalhadas em placas de TSA e incubadas durante 48 horas a 37°C a 5% de CO2. O valor da BEC foi determinado como a concentração mais baixa em que não ocorreu crescimento bacteriano nas placas de TSA. [194]

Análise estatística

Foram calculadas medidas de tendência central e de dispersão para cada uma das variáveis estudadas. A ANOVA foi utilizada para comparar a CIM e a CBM entre os grupos estudados. Um valor de $P<0,05$ foi considerado estatisticamente significativo. O teste t foi utilizado para analisar as diferenças entre as estirpes clínicas e as estirpes ATCC. Os dados foram analisados com o software SPSS 16.

Capítulo 4

Resultados

Origem e identificação das bactérias

A Tabela 1 mostra a distribuição de S. mutans e S. sanguinis nos diferentes grupos etários. Em todos os indivíduos, a prevalência foi de 75,8% e 60,6%, respetivamente; 15 (22,7%) foram positivos apenas para S. mutans, 5 (7,6%) foram positivos apenas para S. sanguinis, 35 (53%) foram positivos tanto para S. mutans como para S. sanguinis e 11 (16,7%) foram negativos tanto para *S. mutans* como para *S. sanguinis.* Os isolados de *S. mutans* e *S. sanguinis* foram determinados por testes bioquímicos e confirmados por PCR (Fig. 1). O tamanho do amplicon foi de 434 pb e 313 pb para S. mutans e S. sanguinis, respetivamente.

A Tabela 2 apresenta as médias e os desvios padrão das CIM e CBM dos grupos de estudo contra *S. mutans e S. sanguinis*. A solução contendo três nanopartículas (TiO2, Ag e Fe3O4) teve a CIM mais baixa contra S. mutans e S. sanguinis e mostrou o efeito sinérgico. Os resultados mostraram que as nanopartículas combinadas tinham uma CIM e uma CBM mais baixas do que cada uma das nanopartículas utilizadas isoladamente.

Todos os isolados de S. mutans eram susceptíveis à vancomicina, mas cinco isolados de 15 isolados eram resistentes à penicilina. Também no caso do S. sanguinis, todos os isolados eram susceptíveis à vancomicina e mais de 50% dos isolados eram resistentes aos macrólidos (Quadro 3). Em crianças de 3, 4 e 5 anos de idade, o estudo atual mostrou que todos os seus isolados clínicos apresentaram a CIM mais baixa com a solução contendo TiO2, Ag e Fe3O4; depois disso, a solução com TiO2 e Ag apresentou uma CIM e uma CBM mais baixas do que os outros antibacterianos (Tabela 4).

O número de colónias de S. mutans e S. sanguinis após 1 e 5 minutos de exposição bacteriana a cada solução coloidal é apresentado na Fig. 2. O Nano Fe3O4 apresentou a maior contagem de colónias após 1 e 5 minutos de exposição bacteriana. No presente estudo, observou-se que a solução contendo TiO2, Ag e Fe3O4 apresentou o menor número de colónias após 5 minutos.

Um valor de 0,05% (v/v) da solução de TiO_2, Ag e Fe_3O_4 foi a concentração mais baixa capaz de inibir o crescimento bacteriano tanto no sobrenadante fluido dos biofilmes estreptocócicos (BIC) como no biofilme maduro (BEC) contra *S. mutans* e *S. sanguinis* (Fig. 3).

Capítulo 5

Discussão

No presente estudo, a atividade antimicrobiana de nanopartículas com aproximadamente 35-45 nm foi testada, demonstrando o grande efeito sinérgico da solução contendo TiO_2, Ag e Fe_3O_4 como possível agente anticárie contra S. mutans ATCC, S. sanguinis e estirpes clínicas, devido aos seus pequenos valores de CIM.

A saliva artificial foi utilizada nos tubos de ensaio para revelar qualquer efeito provável das proteínas e de outros constituintes salivares na atividade antibacteriana das soluções contendo nanopartículas. Foram avaliadas as propriedades antibacterianas de algumas nanopartículas, como a prata, o dióxido de titânio, o Zn e o Fe_3O_4 [195], tendo sido propostos diferentes mecanismos para os seus efeitos. Hernandez-Sierra et al [196] indicaram que a nanosilver inibe o crescimento de S. mutans em concentrações mais baixas do que o nano Zn e o nano Au, pelo que pode ser mais eficaz contra a cárie dentária. As nanopartículas de TiO_2 apresentaram caraterísticas fotocatalíticas e impedem a acumulação de bactérias patogénicas. A maior parte dos estudos anteriores investigou as propriedades antibacterianas da nano prata, havendo poucos dados disponíveis sobre as propriedades bactericidas de outras nanopartículas. A combinação de nanopartículas pode dar origem a um efeito bactericida mais completo contra populações bacterianas mistas. [197]

Jung et al [198] obteve uma CIM média de 50 µg/ml contra S. mutans para nanopartículas de prata que foi três vezes mais do que os presentes resultados. Esta diferença pode ser atribuída ao método de teste de difusão em disco que utilizaram para encontrar a CIM. A área de contacto das nanopartículas com os microrganismos bacterianos é mais elevada no método de diluição em série em comparação com os meios de cultura, aumentando assim o seu efeito antibacteriano. Sadeghi et al [199] avaliaram o efeito antimicrobiano da clorexidina contra S. sanguinis. Encontraram uma CIM média de 256 µg/ml, que foi mais elevada do que os resultados do presente estudo. O efeito antibacteriano das nanopartículas não foi significativo contra S. mutans. É possível que as nanopartículas adiram umas às outras e formem partículas micrométricas em concentrações elevadas, o que leva a uma menor atividade antimicrobiana.

No presente estudo, mediram-se as CIM de nanoprata, TiO2 e Fe3O4, mas, curiosamente, notou-se que a combinação das nanopartículas tinha CIM mais baixas do que quando utilizadas isoladamente. A solução contendo TiO2, Ag e Fe3O4 foi a solução mais eficaz no presente estudo e teve uma atividade antibacteriana e de concentração de antibiofilme mais baixa, o que pode ter menos efeitos secundários clínicos. As infecções relacionadas com o biofilme são difíceis de tratar porque são tolerantes aos quimioterapêuticos convencionais, pelo que são necessárias terapias inovadoras para impedir a formação de biofilme nos materiais de restauração e para evitar cáries secundárias. Além disso, esta solução reduziu o número de *S. sanguinis* e S. mutans após 1 e 5 minutos de exposição bacteriana, em comparação com outras soluções contendo nanopartículas; no entanto, os efeitos antibacterianos de todos os grupos de nanopartículas foram significativamente inferiores aos da clorexidina a 0,2% contra a formação de S. mutans. A solução contendo TiO2, Ag e Fe3O4 tinha uma potencial capacidade antibiofilme. Isto é contrário aos resultados de Sadeghi et al [199] que mostraram que a nano prata tinha efeitos bactericidas contra S. mutans após 30 segundos, o que era comparável ao da clorexidina.

Devido ao aumento da resistência aos antibióticos nas infecções orais e aos efeitos secundários dos antibióticos nos órgãos humanos, as infecções orais necessitam de novas estratégias de tratamento. O potencial das nanopartículas para controlar a formação de biofilmes na cavidade oral, em função das suas capacidades biocidas, anti-adesivas e de entrega, está agora a ser analisado de perto.

No presente estudo, foi utilizado o método de microdiluição dispersa (SMM) para determinar as CIM dos grupos de teste. Este método é mais exato em comparação com o teste de difusão em disco e é mais facilmente interpretado.

É de notar que a simulação completa da cavidade oral não é possível em condições laboratoriais. A incubadora não pode assemelhar-se completamente à boca. Além disso, os agentes antibacterianos estavam em contacto constante com as bactérias nos meios de cultura ou tubos de ensaio, mas o conteúdo dos elixires bucais é diluído e neutralizado imediatamente na cavidade oral.

Outros estudos devem elucidar os efeitos antimicrobianos das soluções de nanopartículas quando utilizadas como elixires bucais em condições in vivo e quaisquer possíveis efeitos secundários destas soluções na microflora oral.

Em conclusão, a solução contendo TiO2, Ag e Fe3O4 apresentou a concentração inibitória e antibiofilme mais baixa contra S. mutans e S. sanguinis em comparação com as de outras soluções contendo nanopartículas, antibióticos e clorexidina, pelo que pode ser mais investigada como uma alternativa à clorexidina.

Tabela 1. Distribuição de *S. mutans* e *S. sanguinis* em diferentes grupos etários.

S. mutans	*S. sanguinis*	3 year	4 year	5 year	Total
+	-	5	6	4	15
+	+	8	12	15	35
-	+	1	3	1	5
-	-	5	3	3	11
Total		19	24	23	66

Tabela 2. CIM e CBM médios (µg/ml) dos grupos de teste contra *S. mutans* e *S. sanguinis*.

	S mutans (ATCC 25175)		*S. sanguinis* (ATCC10556)	
Group	MIC	MBC	MIC	MBC
nanoTiO_2	0.078	0.156	0.078	0.078
nano Ag	0.156	0.156	0.156	0.312
nano Fe_3O_4	0.312	0.625	0.312	0.312
nanoTiO_2 + nano Ag	0.039	0.156	0.078	0.312
nano Ag+ nano Fe_3O_4	0.156	0.312	0.156	0.312
nano Fe_3O_4+nanoTiO_2	0.078	0.156	0.078	0.078
nanoTiO_2 + nano Ag + nano Fe_3O_4	0.019	0.039	0.019	0.039
Chlorhexidine	50	50	25	50
P-value	< 0.05	< 0.05		

Tabela 4. Frequência de isolados clínicos com a CIM mais baixa em diferentes idades e grupos de antimicrobianos testados.

Group	Number of clinical isolates with lowest MIC		
	3 years	4 years	5 years
nanoTiO_2	0	0	1
nano Ag	0	0	0
nano Fe_3O_4	0	0	0
nanoTiO_2 + nano Ag	3	4	5
nano Ag+ nano Fe_3O_4	1	2	2
nano Fe_3O_4+ nanoTiO_2	2	2	3
nanoTiO_2 + nano Ag+ nano Fe_3O_4	13	16	12
Chlorhexidine	0	0	0
Total clinical isolates	19	24	23
P-value	< 0.05	< 0.05	< 0.05

Tabela 3. Frequência de isolados resistentes aos antibióticos.

Species	Number of isolates	Penicillin	Erythromycin	Clindamycin	Tetracycline	Vancomycin
S. mutans	15	5	10	8	5	0
S. sanguinis	5	1	3	3	2	0
P-value		<0.05	<0.05	<0.05	<0.05	<0.05

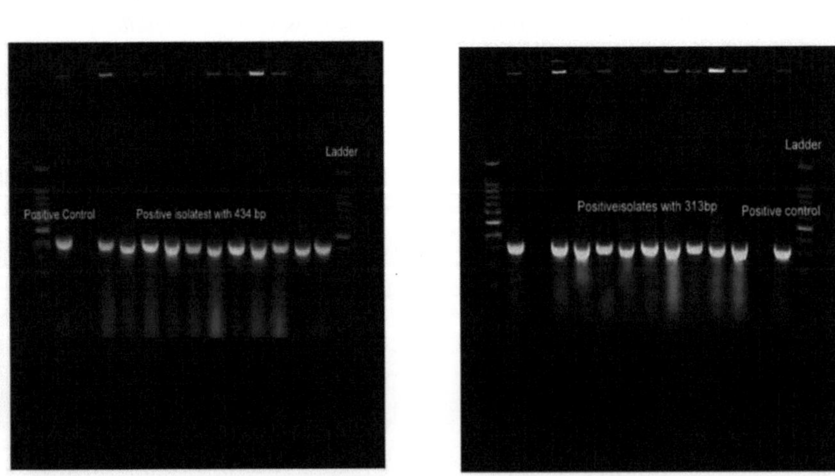

Fig. 12. Amplificação por PCR das estirpes *de S. mutans* e *S. sanguinis* isoladas neste estudo. A eletroforese

em gel de agarose (2%) foi realizada a 90V durante 90 minutos. O gel foi corado com 0,5 µg/mL de brometo de etídio e observado pelo sistema de documentação de gel UV (UVITEC-Cambridge). Controlo positivo *S. sanguinis* (ATCC 10556) e *S. mutans* ATCC 25175. A= 313 pb (*S. sanguinis*), B= 433 pb (*S. mutans*).

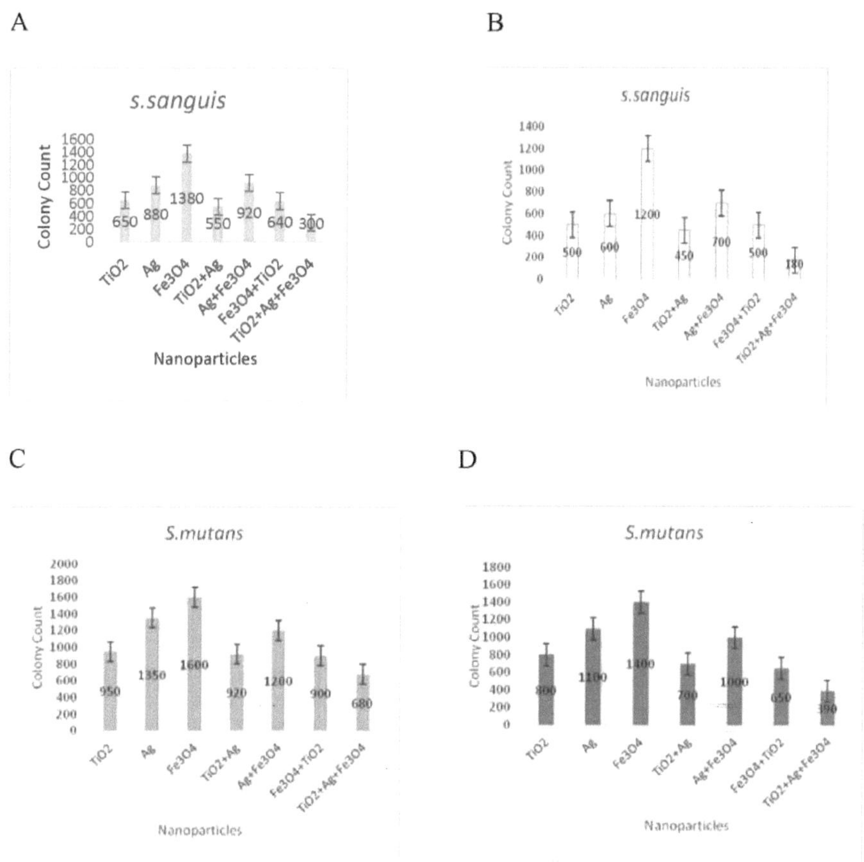

Fig.13. O número de colónias de S. mutans e S. sanguinis após 1 e 5 minutos de exposição a cada solução e os resultados da análise estatística para comparação entre grupos. A= S. sanguinis após 1 minuto. B= S. sanguinis após 5 minutos. C= S. mutans após 1 minuto. D= S. mutans após 5 minutos. Os valores representam a média (±SD) de três experiências independentes efectuadas em duplicado.

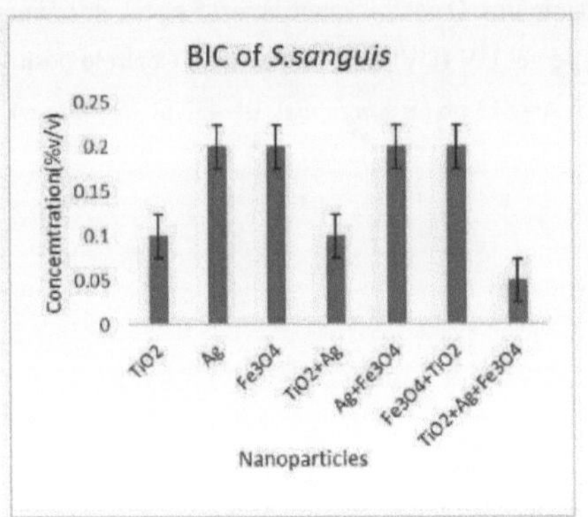

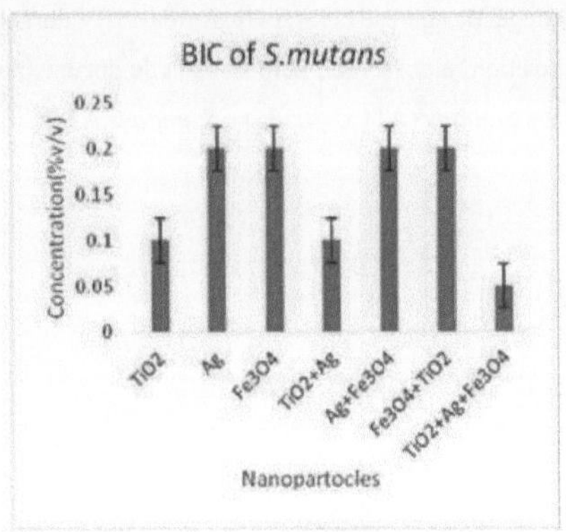

Fig. 14. Efeitos das nanopartículas na formação de biofilme. Os valores representam a média (±SD) de três experiências independentes efectuadas em duplicado.

Referências

1-Jou YT, Karabucak B, Levin J, Donald Liu. Largura de trabalho endodôntico: conceitos e técnicas actuais. Dent Clin North Am. 2004; 48:323-35.

2-Pitts NB. Estamos prontos para passar do tratamento operatório para o tratamento não operatório/preventivo da cárie dentária na prática clínica? Caries Res 2004; 38: 294-304.

3-Featherstone JD. A ciência e a prática da prevenção da cárie. J Am Dent Assoc 2000; 131: 887-99.

4-Departamento de Saúde e Serviços Humanos dos EUA. Oral Health in America (Saúde Oral na América): A Report of the Surgeon General. Rockville: Instituto Nacional de Investigação Dentária e Craniofacial, Institutos Nacionais de Saúde, 2000: 308.

5-Fejerskov O, Kidd EAM, eds. Dental caries: the disease and its clinical management. Copenhaga, Dinamarca. Blackwell Monksgaard, 2003.

6-Kidd EA, Giedrys-Leeper E, Simons D. Take two dentists: a tale of root caries. Dent Update 2000; 27: 222-30.

7-Marsh P, Martin MV. Microbiologia Oral. 4th edn. Oxford: Wright, 1999.

8-Fejerskov O. Concepts of dental caries and their consequences for understanding the disease. Community Dent Oral Epidemiol 1997; 25: 5-12.

9-Kidd EA, Fejerskov O. O que constitui a cárie dentária? Histopatologia do esmalte e dentina cariados relacionada com a ação de biofilmes cariogénicos. J Dent Res 2004; 83: C35-38.

10-Pitts NB. Conceitos modernos de medição da cárie. J Dent Res 2004; 83: C4347.

11-Thylstrup A, Fejerskov O, eds. Textbook of clinical cariology. 2.ª ed. Copenhaga: Munksgaard, 1994.

12-Axelsson P. Diagnosis and risk prediction of dental caries, vol 2. Chicago: Quintessence Publishing Co, Inc, 2000.

13-Featherstone JDB. The continuum of dental caries-evidence for a dynamic disease process. J Dent Res 2004; 83: C39-42.

14-Kutler Y. Investigação microscópica dos ápices radiculares. J Am Dent Assoc 1955; 50: 544-552.

15-Yang ZP, Yang SF, Lin YC, Shay JC, Chi CY. Canais radiculares em forma de C em segundos molares inferiores numa população chinesa. Endod Dent Traumatol 1988; 4:160-3.

16-Melton DC, Krell KV, Fuller MW: Caraterísticas anatómicas e histológicas dos canais em forma de C nos segundos molares inferiores J Endodon1991;17: 384-8.

17-Neville, B.W., Douglas Damm, Carl Allen, Jerry Bouquot. "Oral & Maxillofacial Pathology". 2nd edição, 2002,; 398. ISBN 0-7216-9003-3.

18-Oral Complications of Chemotherapy and Head/Neck Radiation (Complicações orais da quimioterapia e da radiação da cabeça/pescoço), alojado no sítio Web do Instituto Nacional do Cancro. Página acedida em 8 de janeiro de 2007.

19-DYE, B.. Trends in Oral Health by Poverty Status as Measured by Healthy People 2010 Objectives [Tendências na Saúde Oral por Estado de Pobreza como Medido pelos Objectivos do Healthy People 2010]. Relatórios de Saúde Pública, 2010 125(6), 817.

20-Selwitz R. H., Ismail A. I., Pitts N. B. (2007). "Cárie dentária". Lancet 369 (9555): 51-59.

21-Tellez, M., Gomez, J., Pretty, I., Ellwood, R., Ismail, A.Evidence on existing caries risk assessment systems: are they predictive of future caries? Community Dent Oral Epidemiol. 2012.

22-Kidd EA, Fejerskov O. "What constitutes dental caries? Histopatologia do esmalte e dentina cariados relacionada com a ação de biofilmes cariogénicos". Journal of Dental Research. 2004. 83.

23-Darling AI (1963). "Resistência do esmalte à cárie dentária". Journal of Dental Research. 42(1)2: 488-96.

24-Fejerskov O. Mudança de paradigmas nos conceitos sobre cárie dentária: consequências para os cuidados de saúde oral. Caries Res 2004; 38: 182-91.

25-Scheie A, Peterson F. O conceito de biofilme: consequências para a futura profilaxia das doenças orais? Crit Rev Oral Biol Med 2004; 15: 4-12.

26-Caufield PW, Griffen AL. Cárie dentária. Uma doença infecciosa e transmissível. Pediatr Clin North Am 2000; 47: 1001-19.

27-Seow WK. Biological mechanisms of early childhood caries. Community Dent Oral Epidemiol 1998; 26 (suppl 1): 8-27.

28-De Grauwe A, Aps JK, Martens LC. Cárie Precoce da Infância (CPE): o que é que tem um nome? Eur J Paediatr Dent 2004; 5: 62-70.

29-Curzon ME, Preston AJ. Grupos de risco: cárie de mamadeira/cárie em idosos. Caries Res 2004; 38 (suppl 1): 24-33.

30-Robinson C, Shore RC, Brookes SJ, Strafford S, Wood SR, Kirkham J. "The chemistry of enamel caries". Revisões críticas em Biologia Oral e Medicina 11 (4): 481-95.

31-Ten Cate's Oral Histology, Nanci, Elsevier, 2013, 121.

32- "Teeth & Jaws: Caries, Pulp, & Periapical Conditions," alojado no sítio Web da Faculdade de Medicina Dentária da Universidade do Sul da Califórnia. Página acedida em 22 de junho de 2007.

33-Ross, Michael H., Gordon I. Kaye, e Wojciech Pawlina, 2003. Histology: a text and atlas. 4ª edição, p. 450. ISBN 0-683-30242-6.

34-Ten Cate's Oral Histology, Nanci, Elsevier, 2013, página 166

35-Summit, James B., J. William Robbins e Richard S. Schwartz. "Fundamentals of Operative Dentistry: Uma Abordagem Contemporânea". 2ª edição. Carol Stream, Illinois, Quintessence Publishing Co, Inc, 2001, p. 13. ISBN 0-86715-382-2.

36-Dragoo MR, Sullivan HC. Uma avaliação clínica e histológica de enxertos de osso ilíaco autógeno em humanos: Parte II. Reabsorção radicular externa. J Periodontol 1973; 44: 614 -25.

37-Mellonig JT. Aloenxerto ósseo liofilizado descalcificado como material de implante em defeitos periodontais humanos. Int J Periodontics Restorative Dent 1984;4(6):40-55.

38-Bowers GM, Chadroff B, Carnevale R, et al. Avaliação histológica da formação de novos aparelhos de fixação em humanos, Parte I. J Periodontol 1989;60: 664-74.

39-Bowers GM, Chadroff B, Carnevale R, et al. Avaliação histológica da formação de novos aparelhos de fixação em humanos, Parte II. J Periodontol 1989;60: 675-82.

40-Bowers GM, Chadroff B, Carnevale R, et al. Avaliação histológica da formação de novos aparelhos de fixação em humanos, Parte III. J Periodontol 1989;60: 683-93.

41-Peterson P, Hayes TE, Arkin CF, et al. The preoperative bleeding time test lacks clinical benefit: College of American Pathologists' and American Society of Clinical Pathologists' position article. Arch Surg. 1998 Feb;133(2):134-9

42-Featherstone JD, Adair SM, Anderson MH, et al. Gestão da cárie por avaliação de risco: declaração de consenso, abril de 2002. J Calif Dent Assoc 2003; 31: 257-69.

43-Winn DM. Tobacco use and oral disease. J Dent Educ 2001; 65: 306-12.

44-Touger-Decker R, van Loveren C. Sugars and dental caries (Açúcares e cáries dentárias). Am J Clin Nutr 2003; 78: S881-92.

45-Ramos-Gomez FJ, Weintraub JA, Gansky SA, Hoover CI, Featherstone JDB. Bacterial, behavioral and environmental factors associated with early childhood caries. J Clin Pediatr Dent 2002; 26: 165-73.

46-Burt BA, Pai S. Será que o baixo peso à nascença aumenta o risco de cáries? Uma revisão sistemática. J Dent Educ 2001; 65: 1024-27.

47-Berkowitz RJ. Aquisição e transmissão de estreptococos mutans. J Calif Dent Assoc 2003; 31: 135-38.

48-Hausen H. Caries prediction-state of the art. Community Dent Oral Epidemiol 1997; 25: 87-96.

49-Diagnóstico e tratamento da cárie dentária ao longo da vida. Declaração da Conferência de Desenvolvimento de Consenso dos Institutos Nacionais de Saúde, 26-28 de março de 2001. J Dent Educ 2001; 65: 935-1184.

50-Fejerskov O, Manji F. Papel de reação: avaliação de risco na cárie dentária. In: Bader JD, ed. Risk assessment in dentistry (Avaliação do risco em medicina dentária). Chapel Hill: Ecologia Dentária da Universidade da Carolina do Norte, 1990: 215-17.

51-Ismail AI. Deteção visual e visuo-tátil de cáries dentárias. J Dent Res 2004; 83: C56-66.

52-Pitts N. "ICDAS"-um sistema internacional de deteção e avaliação da cárie que está a ser desenvolvido para facilitar a epidemiologia da cárie, a investigação e a gestão clínica adequada. Saúde Dentária Comunitária 2004; 21: 193-08.

53-Konig KG. Manifestações clínicas e tratamento da cárie desde 1953 até às mudanças globais no século XX. Caries Res 2004; 38: 168-72.

54-Marthaler TM. Changes in dental caries 1953-2003. Caries Res 2004; 38: 17381.

55-Brown LJ, Selwitz RH. The impact of recent changes in the epidemiology of dental caries on guidelines for the use of dental sealants. J Public Health Dent 1995; 55: 274-91.

56-Pitts NB, Boyles J, Nugent ZJ, Thomas N, Pine CM. The dental caries experience of 5-year-old children in England and Wales (2003/4) and in Scotland (2002/3). Inquéritos coordenados pela Associação Britânica para o Estudo da Medicina Dentária Comunitária. Saúde Dentária Comunitária 2005; 22: 45-56.

57-Beltran-Aguilar ED, Barker LK, Canto MT, et al. Surveillance for dental caries, dental sealants, tooth retention, edentulism, and enamel fl uorosis-United States, 1988-1994 and 1999-2002. MMWR Morb Mortal Wkly Rep 2005; 54 (resumos de vigilância): 1-43.

58-Petersen PE, Yamamoto T. Improving the oral health of older people: the approach of the WHO Global Oral Health Programme. Community Dent Oral Epidemiol 2005; 33: 81-92.

59-Griffi n SO, Griffin PM, Swann JL, Zlobin N. Estimar as taxas de novas cáries radiculares em adultos mais velhos. J Dent Res 2004; 83: 634-38.

60-Beck JD. A epidemiologia da cárie da superfície radicular: Estudos norte-americanos. Adv Dent Res 1993; 7: 42-51.

61-Ettinger RL. Epidemiologia da cárie dentária. Uma revisão alargada. Dent Clin North Am 1999; 43: 679-94.

62-Sheiham A. Dietary eff ects on dental diseases (Efeitos da dieta nas doenças dentárias). Public Health Nutr 2001; 4: 56991.

63-Tinanoff N, Kanellis MJ, Vargas CM. Compreensão atual da epidemiologia, mecanismos e prevenção da cárie dentária em crianças em idade pré-escolar. Pediatr Dent 2002; 24: 543-51.

64-Kidd EAM, Joyston-Bechal S. Essentials of dental caries: The disease and its management. 2ª ed. Nova Iorque: Oxford University Press, 1997.

65-Robert Y, Sheiham A. The burden of restorative dental treatment for children in Third World countries (O ónus do tratamento dentário restaurador para crianças em países do Terceiro Mundo). Int Dent J 2002; 52: 01-09.

66-Filstrup SL, Briskie D, da Fonseca M, Lawrence L, Wandera A, Inglehart MR. Cáries na primeira infância e qualidade de vida: perspectivas da criança e dos pais. Pediatr Dent 2003; 25: 431-40.

67-Low W, Tan S, Schwartz S. O efeito de cáries graves na qualidade de vida de crianças pequenas. Pediatric Dent 1999; 21: 325-26.

68-Tennant M, Namjoshi D, Silva D, Codde J. Saúde oral e hospitalização em crianças da Austrália Ocidental. Aust Dent J 2000; 45: 204-07.

69-Locker D. The burden of oral disorders in a population of older adults. Saúde Dentária Comunitária 1992; 9: 109-24.

70-Tubert-Jeannin S, Riordan PJ, Morel-Papernot A, Roland M. Dental status and oral health quality of life in economically disadvantaged French adults. Spec Care Dentist 2004; 24: 264-69.

71-Poulton R, Caspi A, Milne BJ, et al. Association between children's experience of socioeconomic disadvantage and adult health: a life-course study. Lancet 2002; 360: 1640-45.

72-Pitts NB, Stamm JW. International Consensus Workshop on Caries Clinical Trials (ICW-CCT)-final consensus statements: agreeing where the evidence leads. J Dent Res 2004; 83: C125-128.

73-Ismail AI. Diagnóstico clínico de lesões cariosas pré-cavitadas. Community Dent Oral Epidemiol 1997; 25: 13-23.

74-Pitts NB. Instrumentos e medidas de diagnóstico - impacto nos cuidados adequados. Community Dent Oral Epidemiol 1997; 25: 24-35.

75-Bader JD, Shugars DA, Bonito AJ. Revisões sistemáticas de métodos selecionados de diagnóstico e gestão da cárie dentária. J Dent Educ 2001; 65: 960-68.

76-Ismail A. Níveis de diagnóstico no planeamento da saúde pública dentária. Caries Res 2004; 38: 199-203.

77-Chesters RK, Pitts NB, Matuliene G, et al. An abbreviated caries clinical trial design validated over 24 months. J Dent Res 2002; 81: 637-40.

78-Kamal AH, Tefferi A, Pruthi RK. Como interpretar e perseguir um tempo de protrombina anormal, tempo de tromboplastina parcial activada e tempo de hemorragia em adultos. Mayo Clin Proc. 2007 Jul;82(7): 864-73.

79-Karger R, Donner-Banzhoff N, Muller HH, et al. Desempenho diagnóstico do analisador da função plaquetária (PFA-100) para a deteção de perturbações da hemostase primária em doentes com antecedentes hemorrágicos - uma revisão sistemática e meta-análise. Platelets. 2007 Jun;18(4):249-60.

80-Elderton RJ. Estudos clínicos sobre a restauração de dentes. Adv Dent Res 1990; 4: 04-09.

81-Heidmann J, Holund U, Poulsen S. Mudança de critérios para o tratamento restaurador de cáries proximais ao longo de um período de 10 anos. Caries Res 1987; 21: 460-63.

82-NHS Centre For Reviews and Dissemination. Restauração dentária: que tipo de obturação? Effective Health Care: Bulletin on the Effectiveness of Health Service Interventions for Decision Makers 1999. http://www.york.ac.uk/inst/crd/ehc52.pdf (acedido em 19 de julho de 2006).

83-Mjor IA, Toffenetti F. Cárie secundária: uma revisão de literatura com relatos de casos. Quintessence Int 2000; 31: 165-79.

84-Tyas MJ, Anusavice KJ, Frencken JE, Mount GJ. Minimal intervention dentistry - a review. Projeto da Comissão FDI 1-97. Int Dent J 2000; 50: 1-12.

85-Scottish Inter-collegiate Guideline Network (SIGN). Diretriz 47: Preventing dental caries in children at high caries risk: targeted prevention of dental caries in the permanent teeth of 6-16 years olds presenting for dental care, 2000: http://www.sign.ac.uk/guidelines/ fulltext/47/index.html (acedido a 19 de julho de 2006).

86-Instituto Nacional de Excelência Clínica. Diretriz Clínica 19. Recordação dentária: intervalo de recordação entre exames dentários de rotina. National Institute for Clinical Excellence, Londres. http://www.nice. org.uk/CG019NICEguideline (acedido em 11 de novembro de 2006).

87-Batchelor P, Sheiham A. The limitations of a 'high-risk' approach for the prevention of dental caries. Community Dent Oral Epidemiol 2002; 30: 302-12.

88-Marinho VCC, Higgins JPT, Logan S, Sheiham A. Dentífricos com flúor para a prevenção de cáries dentárias em crianças e adolescentes. Cochrane Database Syst Rev

2003; 1: CD002278.

89-Marinho VCC, Higgins JPT, Logan S, Sheiham A. Fluoride gels for preventing dental caries in children and adolescents. Cochrane Database Syst Rev 2002; 2: CD002280.

90-Ahovuo-Saloranta A, Hiiri A, Nordblad A, Worthington H, Makela M. Pit and fi ssure sealants for preventing dental cay in the permanent teeth of children and adolescents. Base de dados Cochrane Syst Rev 2004; 3: CD001830

91-Marinho VCC, Higgins JPT, Logan S, Sheiham A. Vernizes de flúor para prevenir a cárie dentária em crianças e adolescentes. Cochrane Database Syst Rev 2002; 3: CD002279.

92-An action plan for improving oral health and modernising nhs dental services. Edinburgh: Scottish Executive, março de 2005: 41.

93-Ahola AJ, Yli-Knuuttila H, Suomalainen T, et al. Short-term consumption of probiotic-containing cheese and its effect on dental caries risk factors. Arch Oral Biol 2002; 47: 799-804.

94-Montalto M, Vastola M, Marigo L, et al. Probiotic treatment increases salivary counts of lactobacilli: a double-blind, randomized, controlled study. Digestion 2004; 69: 53-56.

95-Tagg JR, Dierksen KP. Bacterial replacement therapy: adapting 'germ warfare' to infection prevention. Trends Biotechnol 2003; 21: 217-23.

96-Featherstone JD. O equilíbrio da cárie: a base para a gestão da cárie através da avaliação do risco. Oral Health Prev Dent 2004; 2 (suppl 1): 259-64.

97-Pierce KM, Rozier RG, Vann WF Jr. Accuracy of pediatric primary care providers' screening and referral for early childhood caries. Pediatrics 2002; 109: E82.

98-Ismail AI, Nainar SM, Sohn W. Children's fi rst dental visit: attitudes and practices of US pediatricans and family physicians. Pediatr Dent 2003; 25: 425-30.

99-Bader JD, Rozier RG, Lohr KN, Frame PS. Physicians' roles in preventing dental caries in preschool children: a summary of the evidence for the US Preventive Services Task Force. Am J Prev Med 2004; 26: 315-25.

100-Zheng C, Hoque AT, Braddon VR, Baum BJ, O'Connell BC. Evaluation of salivary gland acinar and ductal cell-specific promoters in vivo with recombinant adenoviral vectors. Hum Gene Ther 2001; 12: 2215-23.

101-Atkinson JC, Baum BJ. Melhoramento salivar: estado atual e terapias futuras. J Dent Educ 2001; 65: 1096-101.

102-Baum BJ. Será que a medicina dentária vai ser deixada para trás na estação de cuidados de saúde? J Am Coll Dent 2004; 71: 27-30.

103-Fayaz AM, Balaji K, Girila M, Yadav R, Kalaichelvan PT, Venketesan R. Síntese biogénica de nano-partículas de prata e o seu efeito sinérgico com antibióticos: um estudo contra bactérias gram-positivas e gram-negativas. Nanomedicina 2010; 6: 103-9.

104-Bruins RM, Kapil S, Oehme SW. Microbial resistance to metal in the environment. Ecotoxicol Environ Saf 2000; 45: 198-207.

105-Beveridge TJ, Hughes MN, Lee H, Leung KT, Poole RK, Savvaidis I, et al. Metal-microbe interactions: contem-porary approaches. Adv Microb Physiol 1997; 38: 177-243.

106-Kim JS, Kuk E, Yu KN, Kim JH, ParR SJ, Lee HJ. Efeitos antimicrobianos das nanopartículas de prata. Nanomed 2007; 3: 95-101.

107-Dastjerdi R, Montazer M. Uma revisão sobre a aplicação de materiais nanoestruturados inorgânicos na modificação de têxteis: Foco nas propriedades anti-microbianas. Colloids Surf B Biointerfaces 2010; 5-18.

108-Weiss J, Takhistov P, McClements D J. Functional materi-als in food nanotechnology. J Food Sci 2006; 71: R107-16.

109-Rezaei-Zarchi S, Javed A, Ghani MJ, Soufian S, Firouza-badi FB, Moghaddam AB, et al. Estudo comparativo das actividades antimicrobianas das nanopartículas de TiO2 e CdO contra a estirpe patogénica de escherichia coli. Iran J Pathology 2010; 5: 83 -9.

110-Singaravelu G, Arockiamary JS, Ganesh Kumar V, Govindaraju K. Uma nova síntese extracelular de nanopartículas de ouro monodispersas utilizando uma alga marinha, Sar-gassum wightii Greville. Colloids Surf B Biointerfaces 2007; 57: 97-101.

111-Zuhuang J. Pano de nano prata bactericida e seu processo de fabrico e utilização. Patente número CN 1387700, 2003.

112-Goffeau A. Drug resistance: the fight against fungi. Na-ture 2008; 452: 541-2.

113-Jones SA, Bowler PG, Walker M, Parsons D. Controlo da carga biológica da ferida com um novo penso de hidrofibras contendo prata. Wound Repair Regen 2004; 12: 288-94.

114-Stoimenov PK, Klinger RL, Marchin GL, Klabunde KJ. Nanopartículas de óxido metálico como agentes bactericidas. Lang-muir 2002; 18: 6679-86.

115-Fresta M, Puglisi G, Giammona G, Cavallaro G, Micali N, Furneri PM. Nanopartículas de poliacrilato de etilcianoacrilato carregadas com mesilato de pefloxacina e ofloxacina - caraterização da formulação coloidal do transportador de fármacos. J Pharm Sci 1995; 84: 895-902.

116-Hamouda T, Hayes M, Cao Z, Tonda R, Johnson K, Craig W, Brisker J, Baker J.

Uma nova nanoemulsão surfactante com atividade esporicida de largo espetro contra espécies de Bacillus. J Infect Dis 1999; 180: 1939-49.

117-Stobie N, Duffy B, McCormack DE, Colreavy J, Hidalgo M, McHale P. Prevention of Staphylococcus epidermidis biofilm formation using a low temperature processed silver-doped phenyltriethoxysilane sol-gel coating. Biomater 2008; 8: 963-9.

118-Popat KC, Eltgroth M, LaTempa TJ, Grimes CA, Desai TA. Diminuição da adesão de Staphylococcus epidermis e aumento da funcionalidade dos osteoblastos em nanotubos de titânia carregados com antibióticos. Biomater 2007; 32: 4880-8.

119-Pal S, Tak YK, Song JM. Does the Antibacterial Activ-ity of Silver Nanoparticles Depend on the Shape of the Nanoparticle? Um Estudo da Bactéria GramNegativa Escherichia coli. Appl Environ Microbiol 2007; 73: 1712-20.

120-Klaus D. Jandt, Bernd W. Sigusch. Perspectivas futuras dos materiais dentários à base de resina. Dent Mater 2009; 25: 1001-6.

121-Mitra SB, Wu D, Holmes BN. Uma aplicação da nanotecnologia em materiais dentários avançados. J Am Dent Assoc 2003; 134: 1382-90.

122-Gong P, Li H, He X, Wang K, Hu J, Tan W, et al. Pré-aração e atividade antibacteriana de nano-partículas de Fe3O4@Ag. Nanotechnol 2007; 18: 604-11.

123-Retchkiman-Schabes PS, Canizal G, Becerra-Herrera R, Zorrilla C, Liu HB, Ascencio JA. Biossíntese e caraterização de nanopartículas bimetálicas de Ti/Ni. Opt Mater 2006; 29: 95-9.

124-Ju-Nam Y, Lead JR. Manufactured nanoparticles: an overview of their chemistry, interactions and potential environmental implications [Nanopartículas fabricadas: uma panorâmica da sua química, interações e potenciais implicações ambientais]. Sci Total Environ 2008; 400: 396-414.

125-Ahmad Z, Pandey R, Sharma S, Khuller GK. Alginate nanoparticles as antituberculosis drug carriers: formulation development, pharmacokinetics and therapeuticpotential. Ind J Chest Dis Allied Sci 2005; 48: 171-6.

126-Kim JS, Kuk E, Yu KN, Kim JH, Park SJ, Lee HJ, et al. Efeitos antimicrobianos das nanopartículas de prata. Nanomed Nanotechnol Biol Med 2007; 3: 95-101.

127-Pal S, Tak YK, Song JM. Será que a atividade antibacteriana das nanopartículas de prata depende da forma da nanopartícula? Um estudo da bactéria gram-negativa Echerichia coli. Appl Environ Microbiol 2007; 27: 1712-20.

128-Allaker RP. A utilização de nanopartículas para controlar a formação de biofilme oral. J Dent Res 2010; 89: 1175-1186.

129-Giertsen E. Effects of mouth rinses with triclosan, zinc ions, copolymer, and sodium lauryl sulphate combined with fluoride on acid formation by dental plaque in vivo. Caries Res 2004; 38: 430-5.

130-Chaloupka K, Malam Y, Seifalian AS. Nanosilver como uma nova geração de nanoprodutos em aplicações biomédicas. Trends Biotechnol 2010; 28: 580-8.

131-Sladkova, M. et al. Surface-enhanced Raman scattering from a single molecularly bridged silver nanoparticle aggregate. J Mol Struct 2009; 924-926, 56770.

132-Foldbjerg, R. et al. As nanopartículas de prata revestidas com PVP e os iões de prata induzem espécies reactivas de oxigénio, apoptose e necrose em monócitos THP-1. Toxicol Lett 2009; 190:156-62.

133-Jandt KD, Al-Jasser AMO, Al-Ateeq K, Vowles RW, Allen GC. Propriedades mecânicas e radiopacidade de compósitos híbridos vidro-sílica-metal ex-perimentais. Dent Mater 2002; 6: 429-35.

134-Rai M, Yadav A, Gade A. Silver nanoparticles as a new generation of antimicrobials. Biotechnol Adv 2009; 27: 76-83.

135-Lara HH, Ayala-Nunez NV, Ixtepan-Turrent L, Rodriguez-Padilla C. Modo de ação antiviral das nanopartículas de prata contra o VIH-1. J Nanobiotechnol 2010; 8: 210.

136-Borkow G, Lapidot A. Multi-targeting the entrance door to block HIV-1. Curr Drug Targets Infect Disord 2005, 5: 3-15.

137-Al-Jabri AA, Alenzi FQ. Vaccines, Virucides and Drugs Against HIV/AIDS: Hopes and Optimisms for the Fu-ture. Open AIDS J 2009; 3: 1-3.

138-Castellano JJ, Shafii SM, Ko F, Donate G, Wright TE, Mannari RJ, et al. Avaliação comparativa de curativos e medicamentos antimicrobianos contendo prata. Int Wound J 2007; 4: 114-22.

139-Yamanaka, M. et al. Acções bactericidas de uma solução de iões de prata em Escherichia coli, estudadas por microscopia eletrónica de transmissão com filtragem de energia e análise proteómica. Appl Environ Microbiol 2005; 71: 7589-93.

140-Jung WK, et al. Atividade antibacteriana e mecanismo de ação do ião prata em Staphylococcus aureus e Escherichia coli. Appl Environ Microbiol 2008; 74: 2171-8.

141-Shrivastava S. Characterization of enhanced antibacterial effects of novel silver nanoparticles. Nanotechnol 2007; 18: 225103-12.

142-Feng QL, Wu J, Chen GQ, Cui FZ, Kim TN, Kim JO. Um estudo mecanicista do efeito antibacteriano dos iões de prata em Escherichia coli e Staphylococcus aureus. J Biomed Mater 2000; 52: 662-8.

143-Panacek A, Kvitek L, Prucek R, Kolar M, Vecerova R, Pizurova N, et al. Silver colloid nanoparticles: synthesis, characterization, and their antibacterial activity. J

Phys Chem 2006; 110: 16248-53.

144-Choi O, Deng KK, Kim N-J, Jr LS, Surampalli RY, Hu Z. The inhibitory effects of silver nanoparticles, silverions, and silver chloride colloids on microbial growth. Water Res 2008; 42: 3066-74.

145-Silver S. Bacterial silver resistance: molecular biol-ogy and uses and misuses of silver compounds. FEMS Microbiol Rev 2003; 27: 341-53.

146-Li J, Zheng LF, Zhang KF, Feng XQ, Su ZX, Ma JT. Síntese de nanotubos de óxido de vanádio modificados com Ag e suas propriedades antibacterianas. Mater Res Bulletin 2008; 43: 2810-7.

147-Kawahara K, Tsuruda K, Morishita M, Uchida M. Efeito antibacteriano da prata-zeolite em bactérias orais em condições anaeróbias. Dent Mater 2000; 16: 452-5.

148-Li Z, Lee D, Sheng X, Cohen RE, Rubner MF. Revestimento antibacteriano de dois níveis com capacidades de eliminação de libertação e de eliminação de contacto. Langmuir 2006; 22:98203.

149-Verran J, Sandoval G, Allen NS, Edge M, Stratton J. Variáveis que afectam as propriedades antibacterianas de partículas de titânia nano e pigmentares em suspensão. Dyes Pigm 2007; 73:298-304.

150-Ren G, Hu D, Cheng EW, Vargas-Reus MA, Reip P, Al-laker RP. Caracterização de nanopartículas de óxido de cobre para aplicações antimicrobianas. Int J Antimicrob Agents 2009; 33:587-90.

151-Subba Rao CVS, Vanajasan PP, Chandana VS. Scope of Biomaterials in Conservative Dentistry and Endodontics (Âmbito dos Biomateriais na Dentisteria Conservadora e Endodontia). Trends Biomater Artif Organs 2011; 25: 75-8.

152-Monteiro DR, Gorup LF, Takamiya AS, Ruvollo-Filho AC, de Camargo ER, Barbosa DB. A crescente importância de materiais que impedem a adesão microbiana: efeito antimicrobiano de dispositivos médicos contendo prata. Int J Antimicrob Agents 2009; 34: 103-10.

153-Moszner N, Salz U. Recent Developments of New Components for Dental Adhesives and Composites (Desenvolvimentos recentes de novos componentes para adesivos e compósitos dentários). Macromol Mater Eng 2007; 292: 245-71.

154-Ahn S, Lee S, Kook J, Lim B. Adesivos ortodônticos antimicrobianos experimentais utilizando nanoenchimentos e nanopartículas de prata. Dent Mater 2009; 25: 206-13.

155-Herrera M, Carrion P, Baca P, Liebana J, Castillo A. Atividade antibacteriana in vitro de cimentos de ionómero de vidro. Microbios 2001; 104:141-8.

156-Okita N, Orstavik D, Orstavik J, Ostby K. Estudos in vivo e in vitro sobre materiais de dentaduras moles: adesão microbiana e testes de atividade antibacteriana. Dent Mater 1991;7:155-60.

157-Lee HH, Chou KS, Shih ZW. Effect of nano-sized silver particles on the resistivity of polymeric conductive adhesives (Efeito de partículas de prata de tamanho nanométrico na resistividade de colas condutoras poliméricas). Inter J Adhes Adhes 2005; 25: 43741.

158-Yudovin-Farber I, Beyth N, Nyska A, Weiss EI, Golens-er J, Domb AJ. Surface Characterization and Biocompatibility of Restorative Resin Containing Nanoparticles (Caracterização da superfície e biocompatibilidade da resina restauradora contendo nanopartículas). Biomacromolecules, 2008; 9: 3044-50.

159-Mariatti M, Azizan A, See CH, Chong KF. Efeito do agente de acoplamento à base de silano nas propriedades de compósitos epoxídicos preenchidos com nanopartículas de prata. Compos Sci Technol 2007; 67: 2584-91.

160-Lee C, Lee M, Nam K. Efeito inibidor do acrílico de prótese PMMA impregnado com nitrato de prata e nanopartículas de prata para Candida Albicans. J Korean Chemic Soci 2008; 52: 380-6.

161-Boldyryeva H, Umeda N, Plaskin OA, Takeda Y, Kishi-moto N. Implantação de alta influência de iões metálicos negativos em polímeros para modificação da superfície e formação de nanopartículas. Surf Coat Tech 2005; 196: 373-7.

162-Casemiro LA, Gomes-Martins CH, Pires-de-Souza FdeC, Panzeri H .Propriedades antimicrobianas e mecânicas de resinas acrílicas com zeólito de prata-zinco incorporado - Parte 1. Gerodontologia 2008; 25:187-94.

163-Kassaee MZ, Akhavan A, Sheikh N, Sodaga A. Efeitos antibac-teriais de uma nova resina acrílica dentária contendo nanopartículas de prata. J Appli Polym Sci 2008; 110: 1699-3.

164-Lee WF, Tsao KT. Preparação e propriedades de hidrogéis na-nocompostos contendo nanopartículas de prata por polimerização ex situ. J Appl Polym Sci 2006; 100: 3653-61.

165-Xie D, Weng Y, Guo X, Zhao J, Gregory RL, Zheng C. Preparação e avaliação de um novo cimento de ionómero de vidro com funções antibacterianas. Dent Mater 2011; 27: 487-96.

166-Sui L, Liu Q, Li C. Dispersibilidade de agentes antimicrobianos SZP em materiais de revestimento macio de próteses de silicone e o seu efeito no desempenho operacional. Biomed Eng (iCBBE) 2010; 4: 1-4.

167-Balan L, Schneider R, Lougnot DJ. Uma via nova e conveniente para nanocompósitos de poliacrilato/prata por polimerização de reticulação induzida por luz. Prog Org Coat2008; 62: 351-7.

168-Kishen A, Shi Z, Shrestha A, Neoh KG. An investigation on the antibacterial and antibiofilm efficacy of cationic nanoparticulates for root canal infection (Uma investigação sobre a eficácia antibacteriana e antibiofilme de nanopartículas catiónicas para a infeção do canal radicular). J Endod 2008; 34: 1515-20.

169-Stephen KW. Dentifrícios: descobertas clínicas recentes e implicações para o uso. Int Dent J 1993; 43(6 S1): 549-53.

170-Minhui Du, Ying Zheng. Modificação de nanopartículas de sílica e sua aplicação em compósitos poliméricos dentários UDMA. Poly Compos 2007; 28: 198207.

171-Manhart J, Kunzelman KH, Chen HY, Hickel R. Propriedades mecânicas e comportamento de desgaste de resinas compostas embaláveis fotopolimerizáveis. Dent Mater 2000; 16: 3340.

172-Gaikwaad RM, Sokolov I. Nanopartículas de sílica para polir superfícies dentárias para prevenção de cáries. J Dent Res 2008; 87: 980-3.

173-Waltimo T, Brunner TJ, Vollenweider M, Stark WJ, Zehnder M. Efeito antimicrobiano do vidro bioativo nanométrico 45S5. J Dent Res 2007; 86: 754-7.

174-Kuo MC, Tsai CM, Huang JC, Chen M. Compostos de PEEK reforçados por partículas nanométricas de SiO2 e Al2O3. Mater Chem Phys 2005; 90: 185-95.

175-Zhao J, Xie D. Effect of Nanoparticles on Wear Resistance and Surface Hardness of a Dental Glass-ionomer Cement (Efeito das nanopartículas na resistência ao desgaste e na dureza da superfície de um cimento de ionómero de vidro dentário). J Compos Mater 2009; 43: 2739-51.

176-Elsaka SE, Hamouda IM, Swain MV. Adição de nanopartículas de dióxido de titânio a uma restauração convencional de ionómero de vidro: Influência nas propriedades físicas e antibacterianas. J Dent 2011; 39: 589-98.

177- 1. Hicks J, Garcia-Godoy F, Flaitz C. Biological factors in dental caries: Papel da remineralização e do flúor no processo dinâmico de desmineralização e remineralização (Parte 3). J Clin Pediatr Dent 2004;28:203-214.

178- Lemos JA, Abranches J, Burne RA. Respostas de estreptococos cariogénicos a stresses ambientais. Curr Issues Mol Biol 2005;7:95-108.

179- Ahrari F, Eslami N, Rajabi O, Ghazvini K, Barati S. A sensibilidade antimicrobiana de Streptococcus mutans e Streptococcus sanguis a soluções coloidais de diferentes nanopartículas aplicadas como elixires bucais. Dent Res J (Isfahan) 2015;12:44- 4

180- Hill M. Oral health management in chronically ill patients. Cuidados de saúde ao domicílio: Principles and practices 1996; 337.

181- Lara HH, Ayala-Nunez NV, Ixtepan-Turrent L, Rodriguez-Padilla C. Bactericidal effect of silver nanoparticles against multidrug-resistant bacteria. World J Microbiol Biotechnol 2010;26:615-621.

182- Wei D, Sun W, Qian W, Ye Y, Ma X. A síntese de nanopartículas de prata à base de quitosano e a sua atividade antibacteriana. Carbohydr Res 2009;344:2375-2382
183- Quist A, Doudevski I, Lin H, Azimova R, Ng D, Frangione B, Kagan B, Ghiso J, Lal R. Amyloid ion channels: A common structural link for protein misfolding disease. Proc Natl Acad Sci USA 2009;102:10427-10432.

184- Besinis A, De Peralta T, Handy RD. Os efeitos antibacterianos das nanopartículas de prata, dióxido de titânio e dióxido de sílica em comparação com o desinfetante dentário clorexidina em Streptococcus mutans utilizando um conjunto de bioensaios. Nanotoxicologia 2014;8:1-16.

185- Wenzel A. Radiografia digital e diagnóstico de cáries. Dentomaxillofacial Radiol 1998;27:3-11.

186- Caufield PW, Dasanayake AP, Li Y, Pan Y, Hsu J, Hardin JM. Natural history of Streptococcus sanguinis in the oral cavity of infants: Evidência de uma janela discreta de infecciosidade. Infect Immun 2000;68:4018-4023.

187- Loesche W, Rowan J, Straffon L, Loos P. Association of Streptococcus mutans with human dental cay. Infect Immun 1975;11:1252-1260.

188- Jordan H, Laraway R, Snirch R, Marmel M. Um sistema de diagnóstico simplificado para a deteção cultural e enumeração de Streptococcus mutans. J Dent Res 1987;66:57- 61.

189- Marsh P, Featherstone A, McKee A, Hallsworth A, Robinson C, Weatherell J, Newman H, Pitter A. A microbiological study of early caries of approximal surfaces in schoolchildren. J Dent Res 1989;68:1151-1154.

190- Garnier F, Gerbaud G, Courvalin P, Galimand M. Identificação de estreptococos do grupo viridans clinicamente relevantes ao nível da espécie por PCR. J Clin Microbiol 1997;35:2337-2341.

191- Gadelha Ribeiro Targino A, Angel Pelagio Flores M, Santos Junior VE, Luna Freire Pessoa H, Galembeck A, Rosenblatt A. Antimicrobial activity of silver nanoparticles in treating dental caries. RFO UPF 1997;18 (3).

192- Fang M, Chen J-H, Xu X-L, Yang P-H, Hildebrand HF. Actividades antibacterianas de agentes inorgânicos em seis bactérias associadas a infecções orais através de dois testes de suscetibilidade. Int J Antimicrob 2006;27:513-517.

193- Wiegand I, Hilpert K, Hancock RE. Métodos de diluição em ágar e caldo para determinar a concentração inibitória mínima (CIM) de substâncias antimicrobianas. Nat Protoc 2008;3:163-175.

194- Di Giulio M, Di Bartolomeo S, Di Campli E, Sancilio S, Marsich E, Travan A, Cataldi A, Cellini L. O efeito de um sistema polissacarídeo de nanopartículas de prata em biofilmes derivados de estreptococos e saliva. Int J Mol Sci 2013;14:13615-13625.

195- Li Y, Zhang W, Niu J, Chen Y. Mecanismo de espécies reactivas de oxigénio fotogeradas e correlação com as propriedades antibacterianas de nanopartículas de óxido metálico modificadas. ACS nano 2012;6:5164-5173.

196- Hernandez-Sierra JF, Ruiz F, Pena DCC, Martinez-Gutierrez F, Martinez AE, Guillen AdJP, Tapia-Perez H, Castanon GM. A sensibilidade antimicrobiana de Streptococcus mutans a nanopartículas de prata, óxido de zinco e ouro. Nanomed-Nanotechnol 2008;4:237-240.

197- Ruparelia JP, Chatterjee AK, Duttagupta SP, Mukherji S. Strain specificity in antimicrobial activity of silver and copper nanoparticles. Ata Biomaterialia 2008;4:707-716.

198- Jung WK, Koo HC, Kim KW, Shin S, Kim SH, Park YH. Atividade antibacteriana e mecanismo de ação do ião prata em Staphylococcus aureus e Escherichia coli. Appl Environ Microbiol 2008;74:2171-2178.

199- Sadeghi R, Owlia P, Taleghani F, Sharif F. An in-vitro comparison between antimicrobial activity of nanosilver and chlorhexidine against Streptococcus sanguis and Actinomyces viscosus. JIDA 2011;23:225-231

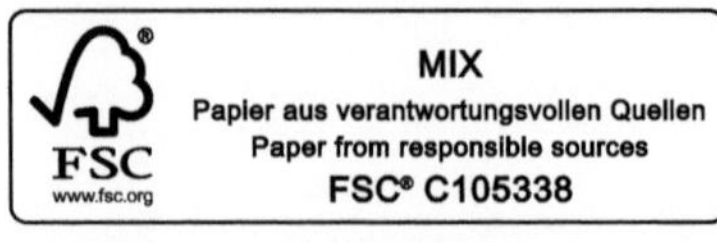

Printed by Books on Demand GmbH, Norderstedt / Germany